JN243479

看護師に役立つ

レポート・論文の書き方

第4版

◆ 髙谷 修 著

金芳堂

本書の目的 — 第４版にあたって

　今回の主な改訂は４点である。３章に漢字を覚える秘訣の解説を加えた。５章の看護観は結論部からの説明に変えた。10章の学習者主体の講義方法の例として小論文を加えた。そして、各章末のレポート課題に「要約」と「あとがき」を書くよう加えた。

　本書の目的は、看護師の「文章が苦手」という問題を解決し、文章が書けるようになるための助けをすることにある。筆者は2005年夏から看護師研修会に招かれて受講者参加型「レポート・論文の書き方」の講師をしている。講義終了後に「書くこと」について意識調査を続けてきたら、2009年夏までに総数が559人になった。この調査結果では525人（93.92％）が「苦手・嫌い・書き方がわからない」という悩みを抱えていた。

　その主な原因は「書き方の基本を知らない」（393人—70.31％）であった。そのために「無理やり書かされてきた」（232人—41.51％）とも回答していた。起承転結による文章構成は論文に不適切である。本書では結論から述べる三分節法を説明してある。文章を書くコツは「最初に結論、三段落構成、常体文、１文40字程度、良い体験、読み手の視点、人を物扱いしないなど」である。これらを習得すると良い文章を書くことができるようになる。

　研修会終了後では、全受講者のうち440人（78.72％）が「書き方がわかった」と答えていた。また、「もっと書けるようになりたい」（543人—97.14％）とも答えていた。筆者は、書ける喜びを読者と共有したいと願っている。文章力をつけたら、新人看護師の文章指導もできる。看護界では、文章力のある看護師が求められている。

　なお、レポート・論文は常体文で書き、口頭発表時には敬体で丁寧に説明する。また、縦書きでは漢数字（一、二、……）、横書きでは算用

数字（1、2、……）で統一するのが原則である。しかし数字が漢字の意味を持つもの（一（ひと）つ、二つ、一人（ひとり）、三角、一方、二重など）、縦書きの文献から引用したものは漢数字で表記してある。

　脳研究の進展が著しい。この 100 年間、脳の神経細胞は成長期を過ぎると年齢とともに衰え、壊れると二度と再生しないと信じられてきた。ところが、この定説を覆す研究が 1998 年にあった。アメリカのソーク生物学研究所とスウェーデンのサールグレンスカ大学の研究チームが、脳内の海馬にある思考と学習を司る細胞が 57 歳から 72 歳の 5 人の患者で新たに作られていることを確認し、アメリカの科学誌『ネイチャー・メディシン』（『日経サイエンス』日経新聞社　1999 年 8 月号）に発表した。

　一般に、思考する脳の機能をよくするためには「脳のトレーニング」「充分な睡眠」「必要な栄養の補給」が必要だと言われている。これは筋力トレーニングと同じである。文章力は考える能力であるから、文章力を向上させるには「考えて書くトレーニング」が必要である。ただし、闇雲に文章を書けば上達するというものではない。羅針盤や航海図を持たない船が航海に出たら、大海原で行く先を見失ってしまうと同様に、文章トレーニングも迷子になってしまう。だから、羅針盤や航海図にあたる基本的なルール（法則）や文章構成方法の習得が必要である。

　学習によって、一つひとつの脳の神経細胞が多数連絡して作っているネットワークは成長するとも言われている。文章の基本的なルールや「三分節法」という文章構成方法を学習することによって、思考する脳内神経細胞ネットワークが新しく形成される。これは何歳になってからでも可能である。だから諦めない。ただし、文章トレーニングはつらい作業である。それは、文章力が人間の生得的能力ではないからである。後天的才能である文章力のトレーニングには、向上心と努力と忍耐を必要とする。そして、睡眠（休息）と栄養も。

　2016 年 8 月

高谷　修

目　　次

1章 文章の基本
（3段・常体文・1文40字・初めに結論）

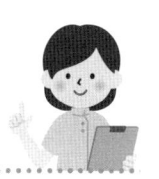

　文章を書くためには、道具、材料、技術、力が必要である。文章を書くことは物作りと同じである。まず、指定された用紙、ペン、パソコン、国語辞典と漢字辞典（電子辞書）の道具を用意する。

　材料は、記憶として心に残っている看護体験である。技術で重要な点は、文体の使い分けである。論文や看護記録簿は常体文（である）で、依頼状や申し送り状、手紙は敬体文（です）で書く。

　これを3段落構成で書く。一つの文は40字程度とし、短めに書く。そして、思考力を働かせる。文章力は教育可能な能力である。

道具	材料	技術	力
指定サイズ紙 ペン・パソコン 国語辞典・電子辞書	記憶 看護体験	3段落構成 常体文・短文 初めに結論	思考力 分析力

1. 文章は3段落構成で書く

　読み手がわかりやすいのは3段落構成である。1段や2段では1段落の文字数が多すぎる。4段以上では何が論点なのかわかりにくい。1段の中を三つの文で構成したものは完全な三分節法である。

　看護記録は過去・現在・未来の3段落構成で書く。今まではどうだったか。どんな看護を行なってどうなったか。今後必要な看護について述べる。看護師の人物評価は分析的方法で行なう。頭・胸・手に象徴される知性・態度・技術の要素でそれぞれを点数化する。対比では異なるも

	結論	根拠	根拠	結論	根拠	根拠	結論	根拠	根拠
	1文	1文	1文	1文	1文	1文	1文	1文	1文
歴史的構成	過　去			現　在			未　来		
分析的構成	要素1（知性）			要素2（情緒）			要素3（意志）		
対比的構成	事例1（ナイチンゲール）			事例2（ヘンダーソン）			事例3（トラベルビー）		
消去的構成	全体列挙（考えの文字化）			消去（条件の考慮）			選択（優先順位）		
問題解決構成	問題・目標			実践			結果		

のを比べる。自己中心・他者中心・自己中心と他者中心の調和のように対比して違いを明らかにする。二つより三つを対比すると違いがより明らかになる。消去法では可能な方法を多く提案して、条件によって消去し、優先順位を決め、方法を選択する。この中に起承転結を入れなかった。この結は、結果の結か、結論の結か曖昧だからである。

　実践科学の論文は問題解決も扱う。問題を明らかにして、解決のための計画を立てて実践する。そして、結果を測定する。結論は実践の有効性を評価する（この場合は4段落構成にする）。これらの思考能力を鍛えると文章力が高まる。

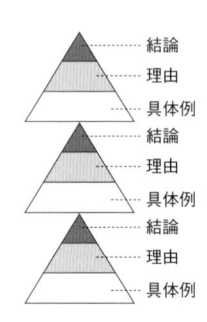

　まず全体の枠組みを作る。1枚の原稿用紙は、題と氏名で2行、残り18行を3段に分ける。1段6行（120字）を3文で書くと、1文は40字である。

2. 文章は、まず結論を第1文に書く

　緊急報告では「患者さんが急変です。腹痛がひどく血圧が70台に低下しています」と結論から伝える。同じく、報告文は結論から書き始める。これが読み手にわかりやすい構成である。これに対し、起承転結はこの逆である。聞き手は、何の話なのか結論がわかりにくい。文学、特に推理小説は結論が最後にある。文学の技法で論文を書くのは良くない。緊急報告を起承転結で始める人はまずいないだろう。

　論文を提出すると、要約や抄録も求められる。要約は論文全体を 500 字程度にまとめたものである。抄録は 2 種類ある。全体から一部を抜き書きしたもの（例えば、研究の意義だけを書いた「はじめに」を抄録としたもの）は、読み手が読んでも研究全体がわからない。これに対し、全体を要約した抄録は全体の構成がわかる。読み手は内容を読んでみたくなる。

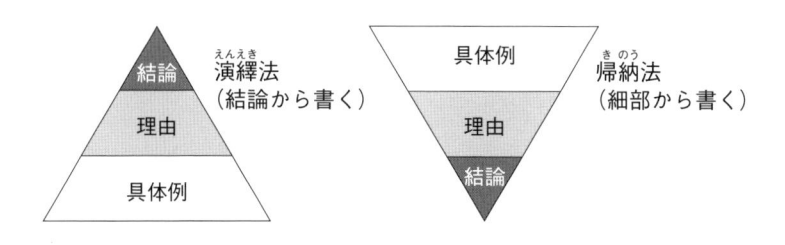

　ところで、患者に病名を告知する場合や、スタッフに行動を改めるように勧告する場合には、結論は最後に置く。告知や勧告では、最初に事実を告げられた人は、いわゆる頭が真っ白になって、その後にどんな慰めの言葉が語られても心に届かなくなることがある。だから、話題を転がして、心の備えを待つ。結論が末尾にある構成も重要である。

3. 論文は常体文で書く

　論文は常体文（である）で統一して書く。常体文の中に、敬体文（です。ます）を混ぜない。文献の著作者の氏名に「氏」を付けない。患者にだけ「氏」を付ける。論文では「患者様」「～しておられる」と敬語にする理由がない。敬語は感情が入り込む。すると論理の明晰さが失われる。

　敬体文で書いた「レポート」「看護観」「事例研究（ケーススタディ）」は、まるでラブレターのようなものだ。研究論文は常体文で書く。しかし敬体文で書いた「看護師の論文の書き方」といったテキストがある。不特定多数の読者に論理を伝える論文に敬語は不必要である。本書は常体文で書いている。

　文体には、常体文と敬体文がある。敬体文は信書ないし親書（手紙）

に用いられる。手紙は特定の人に意思を伝える文書である。申し送り状、紹介状は敬体文で丁寧に書く。一方、論文は不特定多数の人に、ある事実や理論を伝えるものである。看護記録、研究論文、報告書は常体文で書く。院内でカンファレンスに使用する研究サマリーは常体文で、他の病棟や病院に送付する看護サマリーは敬体文で書く。

4. 1文は40字程度で書く

　論文に適切な1文の長さは40字程度である。しかし、根津進は『わかりやすいレポートの書き方』[註1)] で、「術後合併症を予防し、異常を早期に発見する」という21文字の文でも、論理的に「偽」であると指摘している。予防すれば、異常は発見できない。異常を発見した時には予防に失敗している。両方同時に可能である場合はありえない。この文は「術後合併症を予防する。そして異常を早期に発見する」と、二つの文に分割すると「真」の文になる。

　日本国憲法の前文に「日本国民は、正当に選挙された国会における代表者を通じて行動し、……」とある。これは「日本国民が買い物をするにも、国会の代表者を通じて行動する」という変な意味がある。この文を最後まで読むと（1文が147字もある）、たぶん「日本国民は（この憲法を確定するに際して）代表者を通じて行動する」という意味である。この文は、中止法「……し、……」を4個使い、一つの主語に五つの述語という構造である。この構造のため意味が曖昧である。

　1994年に国際連合が定めた「子どもの権利条約」[註2)]（英文649単語）の前文は、1,291字の日本語に翻訳された。ところが、前文は「……し、」を9回、「……認め」を4回使い、全体を一つの文で構成してある。一つの文に、主語述語が21も輻輳（ふくそう）している。

　一般にわかりやすい文は短く（1文40字程度）、1文1主語1述語である。文は体に譬（たと）えられる。頭は主語、

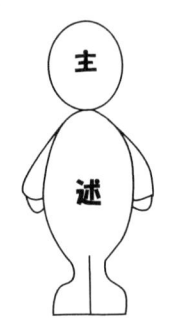

体は述語である。頭や体が複数であったり、体が合体していては不幸なことである。文も同じである。主語と述語が輻輳した長い1文は不幸な文である。長文を書くことに文章力があるのではない。長文にする理由がないなら、分割して短文にする。新聞社は1文を40字程度にしている。

5. その他の留意点

1）過去の出来事は過去形で書く

看護記録に「入院となる」という曖昧な表現が使われている。過去の出来事は意味の明らかな「入院となった」と過去形で書く。

2）修飾語を省く

名詞を修飾する形容詞、動詞を修飾する副詞を少なくする。論文は論理を書くのだから修飾語は省く。文章も厚化粧は良くない。素顔に真実が現れてくる。論理を説明する文章に飾りは不必要である。

3）簡略字、代用字は避ける

手書きの場合には簡略字を使わずに正字を書く。特に門は门のように省略する人が多い。代用字として、才、令が使われているが、これは正しくない。正しくは「80歳」「年齢」である。「才」には「ねんれい」の意味がない。石、木材、油の単位である。「令」にも「齢」の意味がない。「后」は一般の漢字基準によれば「その后」という使い方はしない。「その後」である。読み手は、簡略字や代用字を使う人に「配慮のない人」という印象を持つ。

4）文体を統一する（統一という原則を守る）

（1）常体文で統一する。「です。ます」を混ぜない。

（2）日本語で統一する。UPした。→アップした。向上した。

（3）口語体で統一する。「～～るも」や「～～にて」を使わない。こ

れらは、明治時代に使われた文語体である。

（4）謝辞は論文の付け足しなので敬体文で書く。

5）文字は少し大きめに書く

　手書きの場合、原稿用紙のマス目の中に少し大きめに書く。小さく書くと形のバランスが悪くなる。そしてゆっくり書く。文字の縦線と横線は、用紙の縦横に対して、平行または垂直に引くと丁寧な文字になる。字を書くのが苦手な人はこれでかなり克服できる。

6）抽象と具象を書き進める

　わかりやすい文章には、抽象表現に具体的事象が付け加えてある。例えば、「看護学は実践科学である」は抽象表現である。これに「看護実践の基本は患者の食事、排泄、清潔の援助である」と、具体例を付け加えるとわかりやすい。

7）原稿用紙の使い方の約束を守る

（1）書き出しは1字空ける。改行した時、次の行も1字空ける。改行して段落を作る以外はマス目を空白にしない。

	調	査	に	よ	れ	ば	、	新	卒	看	護	師	の	9.	8	％	が	1	か
月	以	内	に	離	職	し	て	い	る	。	こ	の	原	因	に	つ	い	て	、
学	校	で	習	う	看	護	の	基	礎	知	識	や	技	術	が	、	病	棟	で
求	め	ら	れ	る	水	準	と	か	け	離	れ	て	い	る	と	か	、	人	格
が	未	熟	な	た	め	と	か	言	わ	れ	て	い	る	。	←ツメル				
し	か	し	、	こ	れ	は	新	人	に	意	識	調	査	を	実	施	し	た	う
え	で	の	説	明	で	は	な	い	。										
	そ	こ	で	筆	者	は	、	新	人	に	ア	ン	ケ	ー	ト	調	査	を	実
施	し	て	確	か	め	た	。												

(2) 句読点とカッコ［。、）』」］は行頭に打たない。前の行の枠外に打つ。
撥音（っ）、カタカナの長音（ー）、中点（・）は文頭に打ってもよい。

文頭には書かない →

「	以	前	か	ら	原	稿	用	紙	の	使	い	方	が	わ	か	ら	な	い	」
」	と	い	う	人	は	多	い	。	こ	れ	は	公	教	育	で	教	え	ら	れ
て	い	な	い	と	こ	ろ	に	原	因	が	あ	る	。	た	だ	単	に	説	明
を	受	け	た	だ	け	で	は	、	身	に	つ	か	な	い	も	の	で	あ	る
。	五	つ	の	記	号	「	）	」	』	、	。	」	は	文	頭	に	書	か	な
い	。	前	の	行	の	枠	の	外	に	書	く	。							

ここに書く

(3) 文中に使用する会話文や短い引用文は一重カッコでくくり、段落の
中に入れる。小学校の国語教育では強制的に改行する文章指導を行
なっている。これでは段落が整理されていない。文学の書き方である。

ジ	ュ	ラ	ー	ド	は	、	← ツメル											
「	自	己	を	開	示	し	、	他	の	人	々	と	共	に	存	在	す	る	勇
気	を	獲	得	し	、	自	分	に	と	っ	て	意	味	あ	る	目	的	を	発
見	す	る	と	、	健	康	と	人	格	的	発	達	を	達	成	す	る	」	ツメル →
と	述	べ	て	い	る	。												

FOOTSTEP

「三分節」は文章指導にも役立つ

　受講前、論文は起承転結で書くのが一番だと思っていた。しかし、そう思っていながら、具体的にどう書いて良いのか理解できていなかった。これが本音だった。

　今回、「三分節」を学び、何度も「なるほど」と感じた。言いたいことをこんなに効果的に伝えられることにも驚いた。三分節は自分が書くだけでなく、人に教える場合にも役に立つ。書くことが楽しみになってきた。

　今後は言いたいことを伝えるだけでなく、読む人に感動してもらえるような文章を書くことが目標である。書くことを避けるのではなく、書く機会を作って、文章も人間も輝くようにしたい。

（受講者の自己評価より）

長い引用の場合は引用文の前後を1行空ける。全体を1文字下げて書く。例：

		本	文	—	—																	
—	—	1	行	空	け	る	—	—														
		ホ	ー	ル	は	、	ア	メ	リ	カ	人	が	特	別	な	目	的	を	持	っ		
て	用	い	る	4	つ	の	距	離	に	つ	い	て	明	確	に	し	た	。	18		
イ	ン	チ	（	46	cm	）	よ	り	近	い	距	離	は	、	求	愛	・	安	楽		
・	保	護	行	為	の	為	に	用	い	ら	れ	る	。	人	間	関	係	に	お		
け	る	自	分	と	ま	わ	り	と	の	間	に	お	く	距	離	は	、	1.	5		
か	ら	4	フ	ィ	ー	ト	（	46	-	1	22	cm	）	と	測	定	さ	れ	て	い	
る	。	人	々	は	4	か	ら	7	フ	ィ	ー	ト	（	2	14	cm	）	の	間	で	
社	会	的	・	非	個	人	的	な	相	互	作	用	を	営	ん	で	い	る	。		
7	フ	ィ	ー	ト	よ	り	以	上	の	距	離	は	、	公	的	な	距	離	と		
呼	ば	れ	、	か	か	わ	り	合	い	の	欠	如	を	意	味	し	て	い	る		
										（	『	P	O	S	と	計	画	』	1)	）		
—	—	1	行	空	け	る	—	—														
—	—	本	文	—	—																	

（4）1文で改行しない。これでは段落が未整理である。例：

	1	文	毎	に	改	行	す	る	方	法	も	あ	る	が	、	こ	れ	は	文
学	の	書	き	方	で	あ	る	。	←ツメル										
レ	ポ	ー	ト	や	論	文	で	1	文	毎	に	改	行	す	る	と	、	段
落	の	変	わ	り	目	が	わ	か	ら	な	く	な	る	。	←ツメル			
読	者	に	も	筆	者	に	も	わ	か	り	や	す	く	す	る	た	め	に
は	、	段	落	が	変	わ	る	と	こ	ろ	で	改	行	す	る	。	←ツメル	
段	落	は	、	話	題	が	変	わ	る	と	こ	ろ	で	変	え	る	の	が
一	般	的	で	あ	る	。												

（5）ダッシュ（——）、リーダー（……）は2マス分を使う。

例：

—	—	副	作	用	の	予	防	の	取	り	組	み	—	—	

（6）アルファベットは原稿用紙のマス目を無視して書く。
　　原稿用紙は日本語を書くための用紙である。アルファベットを書く様式にはなっていない。だから、マス目を無視して書く。

例：

nursing program							

（7）算用数字は1マスに2字書く。1マスに1字書く場合もある。

例：

20	17	年	1	月	25	日	。	20	,0	00	人	。	1.	5%	。	1	年	生	。
2	台	。	3	回	。	4	段	。											

　　数字に漢字の意味があるものは漢数字で書く。
例：　一つ二つ、二度三度、四捨五入、七転八倒など。
　　数の意味がないものは平仮名で書く。例；ひとつやってみる。
（8）一重カッコ「」は会話文、引用文、強調する言葉などに使う。
　　ただし、カッコの中の最後の句点は省略する（p.15の補足説明参照）。
例：　「努力しなさい」が口癖だった。
　　二重カッコ『』は書名を書く時と、一重カッコの中の二重カッコに使う。
例：　ナイチンゲールは『看護覚え書』の中に書いている。
　　　彼は「その人に『忙しいから後で』と言われた」と言った。

8）作品と結論の位置

　作品によって結論の位置は異なる。結論の位置は次のようになる。

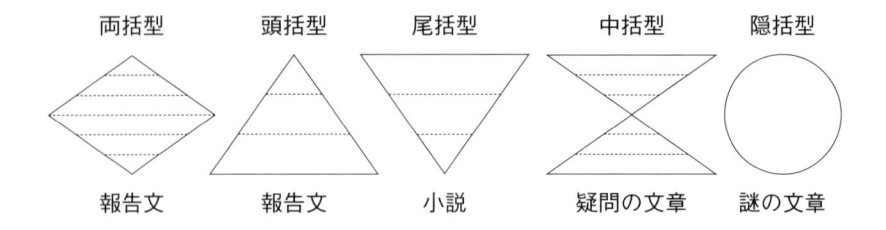

両括型は読み手に親切な構成である。読み手が忘れた頃にもう一度、結論を述べてある。頭括型は報告文に適している。尾括型は最後まで読まないとわかりにくい構成である。中括型は読み手からすると、話が終わるのかなと思うとまだ続いているのでわかりにくい。「何だこれは」と疑問が湧く。隠括型は何が書かれているかわからない謎の文章である。

9）3段落と節と章の構成

1章は3節で、1節は3段で、1段は3文で構成する。これが三分節法という文章構成方法である。扇谷正造は『現代文の書き方』[註3]の中で、生活の中で次のような三分節が生きているとしている。だから、三分節法で文章を書くとわかりやすい。

信号機の青・黄色・赤、掛け声のドッ・コイ・ショ、能の序・破・急、思考の正・反・合、かまどでご飯を炊いていた時の諺「始めちょろちょろ中ぱっぱ親は死ぬとも蓋とるな」「始めちょろちょろ中かっか、赤子泣くとも蓋とるな」。

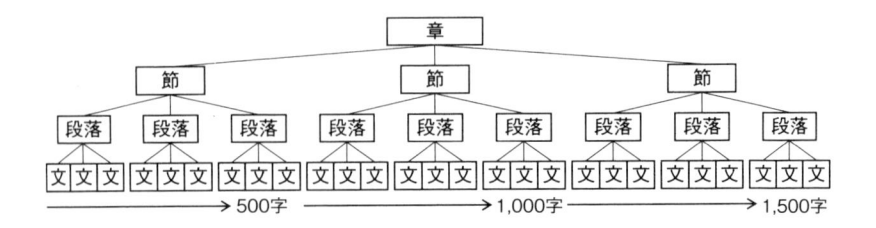

三分節法の例：全体を3段、1段の中を3〜5文で構成している。

図書館未返却本の多さ残念

髙谷　修

　先日、研究資料を探しに二つの大学の図書館に行った。京都市内のK大学の受付で待っていると、「返却の通知を出しているのに本が戻ってこないね。学生が転居してしまうと連絡がとれなくなる」と言う職員の声が聞こえた。ちょうど卒業式の日だった。

　別の日、滋賀県のS大学の図書館に行った。すると、入口に図書を返却していない70人の学生の名前が紙に書いて張り出されてあった。やはり卒業式の日だった。筆者が講義に行っている看護学校でも、多くの図書が返却されず、所在不明になっている。昨年4月7日付本紙は京都市内にある20の図書館で所在不明本が15,000冊もあると報道していた。

　借りたままにして返さないことを「借りパク」と言うそうだ。「返す」と言っているから、貸した人は「返して」と言いにくい。んなことが社会で蔓延している。しかし、自分の所有でないものを持つことは盗みである。自分がされて嫌なことは人にしてはいけない。

（2005年4月28日付京都新聞の筆者の投稿記事）

(欄外注記) 一マスあける／ここに打つ／三字あけずに書く

10) 論文の構成

　看護学は問題解決を目的とした実践科学である。問題解決のプロセスは問題や課題を明らかにし、仮説（目標）を立てて実践する。そして、結果を測定する。結論は、実践の有効性の評価を述べる。

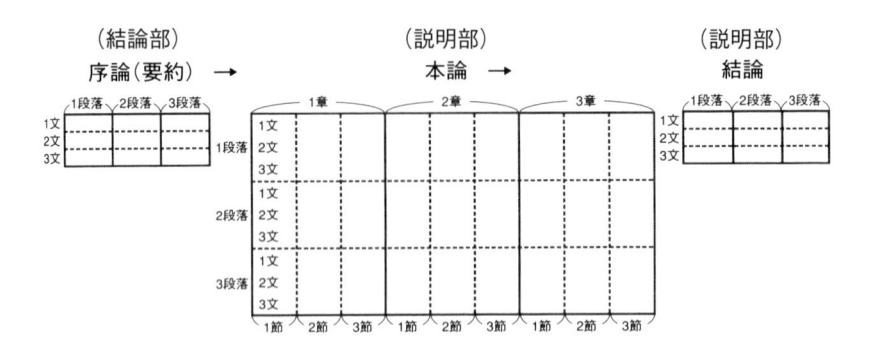

　論文は「序論・本論・結論」で構成される。一般的に、序論には研究の意義や目的のみが書かれる。しかし、本書の方法では、序論に全体の要約を書く。序論には、①研究の目的、②問題や課題、③仮説（目標）と実践、④問題の結果、⑤実践の有効性の評価を要約する。すると、読者は序論を読めばこの研究の全体がわかる（10章の 5,000 字小論文の例を参照）。

　結論の書き方は、問題の結果によって書き方が変わる。

1. 結果が良かった場合
   結論；実践が有効であった。
2. 結果に変化がなかった場合
   結論；実践が有効か無効かわからない。今後も追究する必要がある。
3. 結果が悪かった場合
   結論；実践は無効だった。仮説（目標）と実践を修正する必要がある。

11）レポート、論文の定義と構成

（1）レポートの定義と構成

「レポート report（リポートとも言う）は事実を報告するものである」と定義する。レポートには、各種の報告、政治や事件の報道、様々な報告書、学術研究報告書、その他がある。レポートの構成として5W1Hや6W2Hがある（詳細は p.49 参照）。取材に応じた人が、言った言葉、為した行為、身の回りの状態は事実であるから、これらを報告すればレポートになる。原則としてレポーターの感想は述べない。必要ならば、レポーターの所見（考えや判断）を付け加える。

（2）論文の定義と構成

論文は「研究の業績や結果を書き記したものである」と定義する。実践研究と実験研究ではその構成が異なる。

実践研究の構成。臨床看護の実践研究では、看護問題を改善あるいは解決するための有効な方法を研究する。問題解決の過程は、①看護を受ける人（患者・褥婦など）の問題の明確化、②仮説（目標）・実践、③問題の結果、④実践の有効性評価である。全体構成は、これらの前に本題と副題、はじめにを置く。後には、謝辞や引用・参考文献、脚注を置く。

実験研究の構成。実験研究では実験の結果によって原理を明らかにする。論文構成の一つに IMRaD 形式[註4] がある。Introduction Method Result and Discussion は、導入・研究方法・実験結果・考察である。この形式は主に、物理学や実験系の学術研究に利用される。「本書の目的」に書いた「脳内の思考する機能を司る部分の細胞が大人になっても新たに作られていることを確認した研究」は実験研究である。全体構成は IMRaD の前に Title（題）と Abstract（抄録）を、後には Conclusion（まとめ）を置く。さらに、謝辞や参考文献一覧、脚注を書く。

IMRaD の a は接続詞であり、構成要素ではない。また IMRaD と

IMRaD 形式は意味が異なる。IMRaD 形式という場合は、題、抄録、I、M、R、D、C、謝辞、参考文献一覧、脚注が含まれる。

12）引用・剽窃（盗用）・孫引き

レポートや論文の執筆時には、他人の著書からの引用には細心の注意を払い、引用のルールを守る。他人の記事や論文をあたかも自分の業績であるかのように利用することを剽窃（盗用）という。剽窃は人間としての倫理に反した行為である。

レポート執筆時の引用では、長すぎる引用は禁物である。引用が長すぎると、評価対象が、レポート提出者ではなく、引用した著作者になってしまう。全体の1〜2割程度と考えられる。これ以上になると、レポーターの主張ではなくなってしまう。「……によれば、〜〜である」というように、理解したことを自分の言葉で要約する。

引用文献として使用が可能な文献は原著書だけである。だから、「原著書から引用した著書」を引用文献として使用しない。これは、いわゆる「孫引き」と言われている禁じ手である。

論文執筆時において他者の文献からの引用には、先行研究を明らかにする、自説と対比する、自説の拠り所にするなどの目的がある。

引用のルールは提出先が指定してある場合があるので確かめる。だいたい次のようなものである。引用文は一重カッコでくくり、引用符「……」[注1]（"" も可）を付ける。出典の表記場所は、著書の場合、ページ末、章末、巻末の3種類ある。表記の順番は、「著者名、著書名、出版社名、発行年（西暦）、引用ページ」が一般的である。レポートの場合は末尾に一覧表にして添付する。これを怠ると剽窃や盗用の罪を問われ、学位の剥奪、退学処分、社会的な非難などがある。

大学ではレポートの copy and paste が浸透している。だから、他者の作品の無断借用に嫌悪感を抱くように、自分の文章に自尊心を持てるように、academic writing の授業が必要である。

p.9 の補足説明

　例文；彼は「おねがいします」と言った。このようにカギカッコ内の文末の句点は省略する。省いても意味が正しく伝わるならば、句点を入れるという理由がない。カギカッコ文を句点で終わりたい時（「……。」。）やカギカッコ文の次に文字を書いた場合（「……。」それから）では文が不自然になる。これは（「……」。）（「……」。それから）の方が自然な文になる。

練習課題

1.　文章を書くことの思い（過去・現在・未来）。

出題の意図；

　レポートは「要約」から書き出します。「このレポートには、筆者の文章を書く思いについて、過去・現在・未来に分けて述べてある。過去と現在から問題点を明らかにし、未来について、大きい目標と小さい目標について説明する」。続いて3段落で書き進みます。最後に「あとがき」を添えて文字数を調整します。

　看護学は問題解決を目的にした実践科学です。まず、あなた自身の問題解決を試みます。筆者の調査によれば、看護師の94％が文章を書くことに否定的です。どんな問題があるかを明らかにしてください。そして、問題がある人もない人も、目標や課題を設定してください。目標は、遠未来目標と近未来目標を作ります。大きい目標は「苦手意識の克服。文章力を向上させる」、小さい目標は、「三分節法に慣れる。30分で原稿用紙1枚が書ける」などです。大きな目標を達成するために小さな目標を実践します。未来の部分には「……したい」「……になりたい」とは書かないでください。「私の課題は……である」「……が私の課題である」と結べば、論文となります。

　これは看護計画の立案に応用できるでしょう。患者さんの過去と現在の経過から問題点を明らかにして目標を設定することと共通しています。

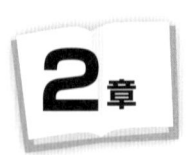 

2章 文章を書く意義

　1章では、どのように書くかについて述べた。本章では文章を書く意義について述べる。しかし、書く前に必要な準備がある。それは、落書き、グループ化、段落の構図の作業である。

1. 書く前の3段階

1) 落書き

　テーマが与えられたら、関係のある言葉、単語、文節などを連想ゲームのように考えて、メモ用紙などに書き出す。これはできるだけ多い方が文章化に役立つ。

2) グループ化

　次にそれらを仲間集め、仲間外れのゲームの要領でグループ化する。転院していく患者の申し送り状ならば、入院前の状態、入院したあとの処置、今後必要な治療や看護、依頼文などについてグループに分ける。

3) 段落の構図

　そして、段落の構図を作る。この場合は4段落にする。

1. 挨拶、依頼文；当院では空きベッドがない。
2. 入院前の状態；半身麻痺、意識は明瞭、歩けない。
3. 当院での診断と治療；脳梗塞、薬物療法。
4. 今後必要な治療。

　これらの作業は同時に行なうことができる。大切なキーワードを多く挙げる。これができたら執筆する。途中で内容の追加や変更も可能である。とにかく、思いついた言葉を紙に書き出す。何もせずに思い悩んで

いては、堂々巡りで進展がない。文章力のある人はこの作業を頭の中で一瞬のうちに成し遂げて執筆動作に移る。これは練習すればできるようになる。だから文章力は教育可能な能力である。

2. 文章を書く意義

　文章は「どのように書くか」という体裁よりも重要なことがある。それは「なんのために書くか」である。文章は目的があって書かれる。意図を明らかにすると、良い文章を書き上げることができる。

1）伝えるために書く

　文章は、自分が知り得た情報を自分にも他人にもわかりやすく明らかにし、伝えるために書く。この内容には事実を事実通りに書く。看護師は患者の状態と変化、行なった処置について書く。推測、期待、願望は書かない。ただし、所見（意見）は付け加えることができる。

　（1）看護記録（常体文で書く）

　勤務した日に行なった看護を記録する。それは、業務を引き継ぐ人に、その内容を伝えるためである。患者の状態や問題、行なった援助、患者の結果について書く。患者の話した言葉、看護師が対処した事実を書く。患者の人格についての批判や否定評価は書かない。「驚いた。困った。感激した。感じた。思った」と、看護師の感情を表した言葉は書かない。差別語、人を物扱いする言葉も書かない。人物評価は良い点を書く。

　（2）患者情報提供書（敬体文で書く）

　ある病棟から別の病棟へ、あるいはある病院から別の病院へ患者が移動する場合に申し送り状を添える。患者の過去・現在・未来について、要点を簡潔に書く。

　（3）作業指示書（敬体文で書く）

　業務を連絡する方法に、文書による指示がある。誰に、何を、どのように、いつまでに、どれだけ行なうか伝えるために書く。

（4）処方箋

ある患者の薬の種類と服用量と日数を伝えるために書く。

（5）報告書（常体文で書く）

研修報告書は、参加して研修した内容を伝えるために書く。また、調査報告書は何らかの調査を行なって、その結果を伝えるために書く。

（6）案内書（敬体文で書く）

行事、研修会、参加者募集などの案内書も伝えるために書く。

2）新発見のために書く

（1）問題を文字化して明らかにする

ある問題についてよくわからないことに遭遇した時、文字や図表、数式などに書き表すと問題が明らかになる。こうして解決の道を見つける。問題を頭脳で思考しつつ、文字によって確かなものにする。既に誰かが発見して明らかなことでも、その人にとって初めての理解なら、それは新発見である。

（2）患者の問題を文章化して解決する

認知症のある患者A氏は、簡単に解決できない多数の問題行動があった。そこで、ケーススタディ（事例研究）を行なって、A氏にどんな看護を提供するかを研究する。病棟スタッフでカンファレンス（会議）を開いて検討する。すると今まで知らなかったアイデアが出てくる。新発見である。気づきの喜びがある。

（3）文章化すると疑問が解ける

筆者は「臓器移植治療」について漠然とした違和感を持っていた。また、その本質を知りたいとも考えていた。『看護学生のための倫理学』のテキストに「生命と倫理」という章を付け加える必要から資料を集めて研究した。そして、文章に綴ることによって考えが明確になった。臓器移植は、人の死を期待する医療である。一人が死ぬことによって多くの患者が救われるため、人の死を悲しむよりも喜ぶ人が多くなる。

3）癒しがある

　心のモヤモヤとした思いを文章に綴ったら、すっきりすると言う人は多い。文章に書き表すと癒しがある。書いた本人が癒される。また。読んだ人が慰められたり、励まされたりする。本当の自分を開示すると心が健康になる。いい人ばかりを演じ続けていると、心が燃え尽きてしまう。これは、なぜこうなったかを文章に綴っていくと原因がわかる。文章が苦手という劣等感も癒される。そして、誇りや自尊心が湧いてくる。達成感や成功感は生きていく力になる。

4）出会いの楽しみがある

　読み手からの共感や反論は新しい発想との遭遇である。テキストの発売をきっかけに講義を依頼されて出かけた。すると、誤記の指摘があった。「書けるようになった。劣等感を克服した」と好評だった。まさに出会いの楽しみである。

3. 課題としてレポートを書く意義

1）問題解決能力の向上

　看護師には問題解決能力が必要である。患者の問題解決にはプロセス（過程）がある。1）患者の問題を明らかにする。2）解決の仮説（目標）を立て実践する。3）患者の問題の結果を測定する。4）実践の有効性を評価する。問題は結果と、実践は評価と密接な関係がある。結果が良ければ実践が高く評価される。

　看護業務は問題解決の連続である。短時間から数週間かかる問題まで

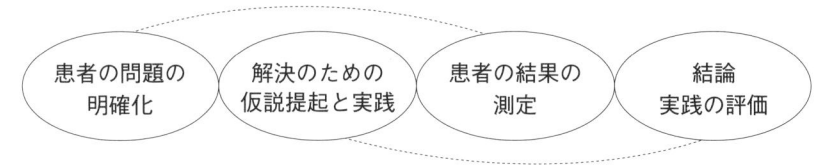

問題解決のプロセス

様々である。看護学は、患者の問題解決を援助する実践科学である。レポートは、この能力の向上を目的としている。問題解決思考においては、評価が重要な役割を果たす。教育学では、評価は次の四つに分けられる。

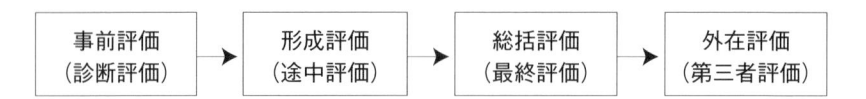

事前評価（診断評価）　→　形成評価（途中評価）　→　総括評価（最終評価）　→　外在評価（第三者評価）

　看護評価も同じである。看護師は患者を受け持つ。まず、事前評価（観察や問診、記録調査）を行なって実態を把握する。その上で看護目標（患者の到達目標）と援助目標（看護師の行なう目標）を作る。援助を実践して、途中で看護目標や援助目標を形成評価する。必要に応じて修正を加える。やがて看護過程が終了する。その後、看護サマリーを書き上げて、援助の有効性を総括評価する。看護師の書き上げたサマリーを上司が評価するのは外在評価である。

　目標には遠未来目標（抽象・期待）と近未来目標（具体・到達）がある。患者は、現在に生きていると同時に未来に向かって生きている。入院した患者には入院した理由と目標がある。退院という遠未来の目的を達成するために、その一日の具体目標を達成していく。問題解決成功のカギは、「実現可能な到達目標を設定する。目標を患者と相談して作成する」ことである。

　　看護目標：患者が到達する目標（患者は〜〜ができる）
　　援助目標：看護師が行なう目標（看護師は〜〜をする）

　看護目標を設定する時には、目標が患者から見てわかりやすく記述することに注意する。避ける表現は「〜〜させる」である。これは「看護師が患者に理解させる」と、看護師中心の看護である。患者主体の看護を提供するためには「患者は……を理解する」「看護師は……を説明する」と設定する。「できた。少しできた。できなかった」と、患者が達成度を自己評価できる基準を提供すると、患者主体の看護が可能となる。

　問題解決関連の考え方に次の４つがある。

問題志向体系　　　　（Problem Oriented System：POS）
問題志向型記録　　　（Problem Oriented Record：POR）
問題志向診療記録（Problem Oriented Medical Record：POMR）
叙述式経過記録　　（Subjective data Objective data Analysis Plan：
　　　　　　　　　SOAP　主観的データ、客観的データ、分析、計画）

2）チームで問題解決に当たるためのメンバーの能力の向上

　問題解決の態度には自律と他律がある。自律は誰にも頼らないで自分
で解決する態度、他律は誰かに頼って解決に当たる態度である。個人が
単独で生きていく場合は、自律の態度が重要である。しかし、社会の中
で生き、チームで仕事を行なう場合は、自律と他律の調和が必要である。
この場合、自律だけでは独り善がりであり、ミスの危険性がある。また
他律だけでは責任能力がない。リーダーは自律して責任を果たしつつ、
メンバーに依存して問題解決に当たる。一方、メンバーはリーダーに依
存しつつ自律して責任を果たす。どちらも自律と他律を調和している。
社会は、このように自律と他律を調和した人物を必要としている。

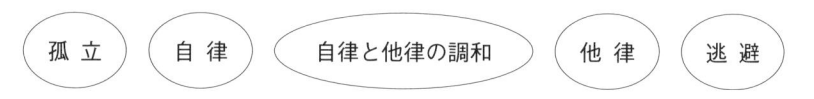

　問題解決の態度には、自律と他律の他に孤立と逃避がある。自律に傾
いていると孤立するようになる。何事も自分一人でできる人は相談する
必要がない。また相談する勇気がない人もいる。これらは孤立している。
コミュニケーションが苦手な人はこの傾向がある。できてもできなくて
も「ちょっと手伝って。聞いて」と頼ることによって、コミュニケーシ
ョンのきっかけを作ることができる。そして、自律と他律を調和する。
　一方、他律に傾いていると逃避するようになる。問題に対して、解決
のための自律的な能力がないので、一人で問題を抱えた時に、問題から
逃避してしまう。これでは問題は解決しない。解決のためには、問題に

対して自律して立ち向かう必要がある。

　人生の個人的な問題解決では、孤立と逃避は使われる方法である。しかし、チームで行なわれる看護の仕事では、孤立や逃避の態度では問題を解決できない。筆者が 2012 年に受け持った 198 人の学生は、他律型 58％、自律型 19％、調和型 15％、孤立逃避不調和型 8％だった。新人看護師は他律型に傾いている。気づきの指導が必要である。報告・連絡・相談・確認・評価は調和型の一つの態度である（「じりつ」は精神的な「自律」、身辺の「自立」と使用される）。

　チームで仕事をする場合、メンバーには、自分で考えて行動する**自律**、協力して問題解決に当たる**協働**、任務を引き受けて果たす**責任**、チームに役立つ**貢献**、他のメンバーの労苦に対する**敬意**（感謝・労い・ほめ言葉）など、人格が成熟していることが求められる。

　英語の team の原意は馬車を引く二頭以上の馬である。チームには協力や調和の意味がある。だからチームは、積極的に個性と才能を発揮する複数のメンバーによって構成される。これに対して group の原意は集まり・群である。これには自律も協力も役割分担もない。我々は、グループワークの理論を知る必要がある（『ジョハリの窓理論 看護グループワークは楽しい、おもしろい』筆者著 金芳堂 2014 が参考書として役立つだろう）。

3）知識の獲得

　読書レポートの目的は知識の獲得である。読むだけでなく、書くことによっても知識が獲得される。出題者は、学習者に多くの知識を獲得することを求めて、識字能力 literacy の向上を期待している。

4）分析力を高める
（1）要素分析

　要素分析は、ある物事を分析して、それを構成している成分や要素を明らかにすることである。分析力を鍛えると文章力が高まる。

人間は、頭（知性）、胸（態度）、手（技術）の要素に分けられる。また、心には知性・情緒・意志の三要素がある。そして健康と社会の側面がある。ここから、人間は、身体的、知的、精神的、情緒的、道徳的、社会的存在と考えられる。人間は過去・現在・未来という時間の流れの中で生きている。反抗期は第1反抗期（自我の目覚め）、第2反抗期（自我の成長期）、第3反抗期（自我の成熟期）に分けられる（「いし」は教育用語では「意志」、法律・看護用語では「意思」と使用される）。

一般的な患者に必要な看護の基本は、食事・排泄・清潔である。これらが満たされた後に、心の看護が可能である。入院・治療・退院という流れがある。急性期・安定期・慢性期もある。人間は、生まれ・生き・死ぬ。患者の問題には、顕在する問題と潜在する問題がある。目標は、遠未来、中未来、近未来の目標に分けられる。

（2）帰納分析と演繹分析

帰納分析では、具体的な事柄から一般的な法則を見つけ出す。例えば、甘い菓子を食事以外に頻繁に食べたり、それを隠したりする糖尿病患者がいたとする。帰納的分析を行なって一般原理を見つけると、この人は「自己管理ができない患者」と結論付けられる。これを根拠に、看護師は患者が自己管理できるようになるための教育計画を立てて実践する。

演繹分析では、意味を推し拡げて説明する。前提を認めるならば結論もまた必然的に認められるとする。例えば、自覚症状のない糖尿病患者がいたとする。この病状の演繹的分析を行なえば、視神経・末梢神経障害、循環障害、血糖値の不適当なコントロールなどが推論できる。医師はこのように分析して、各種検査を指示する。その異常の有無を確かめ、障害の予防に努める。

（3）比較分析

比較には、内部比較と外部比較がある。内部比較では、患者の健康な日常生活動作と、病気になってからの生活動作、そして現在の生活動作に関するデータを比較する。これを他者のデータと比較するのは外部比

較である。その患者と一般人の標準との類似点や相違点を比較する。そして、問題の改善計画を立てて実施する。

（4）総合分析

分析の反対は総合である。全体を捉えるのは総合する思考力である。問題を明らかにするために、個々のデータを結合する。総合分析は、個々のデータの合計より以上のことを意味する。一つひとつのデータでは、あまり異常はなかったので、軽く考えていたが、実は重い疾患があったということがある。

重症筋無力症患者は一般的に次のような経過をたどる。「物が二重に見える。瞼が開きにくい」という症状で眼科を受診する。しかし「異常はない」と言われる。次に内科を受診する。医師は脳腫瘍を疑って検査する。しかし「異常はない」と言われる。段々症状が進んで、神経内科に回ってやっと「重症筋無力症である」と診断される。

5）人格の成長

レポートは人格の成長を求めている。個人は主体者である。自律的意志を有し、自分で判断し行動する。社会的責任を果たして社会に貢献する。

4. 小論文を書く意義

1）選抜の資料

研修会の課題レポートは、評価し選抜するための資料として提出を求められたものである。この場合、一定の人数だけが合格となる。不合格のものにも小論文の内容としては良いものがありうる。

（1）事実のみ書く訓練

採点者は、提出された論文が事実のみ書かれたものであるとして評価する。しかし、「……していきたい。……学びたい。……をお誓いする」といった決意文、願望文、誓約文を書く受験者がいる。論文は論理を述べたものであるとすると、願望文や誓約文は余計な付け足しである。

「小論文の書き方」というテキストの模範解答を丸写ししたような小論文、評論家が解説したような抽象的な小論文ではオリジナリティーがない。体験していないのに、あたかも体験したように書いた内容を採点者は見抜けない。もし、このような人物が合格しても、事実の学問を研究するにはふさわしくない。

(2) 実践能力の向上

看護学は実践科学である。良い小論文には、理論とそれを裏づける真実の体験が書かれている。抽象（理論）と具象（体験）が簡潔に述べてある。例えば、次のようになる。（理論）筆者の看護観は潜在能力を生かす看護である。（体験）筆者は、親切心で、祖父が脳梗塞で在宅療養中に服用していた薬の袋を破いたことがある。しかし、祖父に「できることまでされると、できることもできなくなる」と言われた。この体験から潜在能力を生かす看護という考えを持つようになった。

採点者は、頭で表される知性、胸で表される態度、手で表される技術、そして、これらが調和した人物を求めている。これは、模範解答を丸写ししても表現できない。人間性は、家族や地域社会の人間関係の中で育つ。視覚、聴覚、味覚、触覚、嗅覚の五感で外界を捉え、情緒、知性、意志の心で考える。文は人なりである。文章に人となりが現れる。

5. 課題レポートの書き方

研修に参加する条件として課されるレポートがある。出題される「課題」は抽象的な表現で、解答者が何を論じていいか判別しにくいものがある。まず、出題者の意図をよく分析する。

1) 課された「課題の意図」を読み取る

課題理解が曖昧なまま執筆すると的外れな内容になる。まず、課題の中のキーワードを分析する。これに充分な時間を取る。仮の答えを書き、課題に合致しているか検討する。孤独で辛い作業だが、これを何度も繰

り返すと良いレポートになる。まず、下書きする。これを土台にして、課題に適しているかを吟味して書き直す。だから忍耐が必要である。

（1）「**看護師長としてのあなたの課題について述べよ**」（指定：800字）

　この課題では「師長」「自己」「課題」に着目する。「師長」ではリーダーとしての資質を分析する。自己は、歴史的自己、行動する自己、思考（評価・観察）する自己から構成されている。自己を「師長」という範囲に限定して分析する。

　まず「師長としての経歴、行動、思考」について要素に分析する。リーダーには知識、配慮、技術の他、対人関係、指導力、統率力、先見の明（事が現れない先に推察によって知る）、計画能力、判断力、推理力、希望、情熱、挫<ruby>挫<rt>くじ</rt></ruby>けない、苦難の克服、責任、寛容、正義、愛が求められる。できている能力、できない能力を考える。そして、不足している点を選択する。全てを書くと膨大な文字数になるから、1点だけを選んで、具体例を挙げて詳しく論述する。

　この場合「……感じた」「……したい」と書くと感想文になる。「……が私の課題である」「私の課題は……である」と書くと論文になる。

（2）「**あなたが勤務している施設の組織を管理者の視点で分析して問題を明らかにし、課題を述べよ**」（指定；2,000字）

　この課題のキーワードは「組織」「管理」「分析」「問題」「課題」である。組織の範囲をどう考えるかという問題がある。施設全体の組織を分析するとなると、膨大な文字数になる。2,000字と指定されているのだから、所属部門の組織だけに限定する。組織を要素分析し現状を説明する。例えば、まず、施設の説明を書く。そして、混合病棟のために業務が繁雑である。器材の種類が多く使用が難しい。患者のニードの種類が多い。看護師の仕事の種類が多い。このように分析する。次に問題点を挙げる。ミスが発生する危険性がある。患者に対するケアがすぐに対応できない。看護師の身体的心理的負担が重い。最後に、「次の4点が課題である」と述べる。予測して事前にミスを防ぐ。機器使用のマニュアルを作り研修

する。患者のケアにすぐに対応する態勢を作る。看護師の負担を軽減する。

2) 文章構成は、解答の概略を第1文に書く

　課題レポートの構成は、課題に対する解答から書く。第1文には、「この課題について、組織、問題、課題を管理者の視点で分析して述べる」と書き始める。つまり、これから何を書くか約束する。面接試験で、試験官が「……を述べなさい」と言った場面では、受験者は解答の概略を述べ、それから細部の説明をする。課題レポートも同じである。

　起承転結の構成は良くない。「はじめに」という意義から書き出していくと、採点者は「課題の答えになっていない」と評価する。「……は何か」と問われているのだから、結論（解答の概略）から書き始める。次に、1. 組織、2. 問題、3. 課題と、小見出しを書いて説明する。

3) 文頭と文末の表現は、肯定文を使って書く

　文章を書き綴ることは、定義付けていく作業、すなわち、本論に理由や具体例を添えて証明していく肯定的な作業である。だから、書き出しの冒頭や段落の文頭、段落の文末や文章の末尾には「……ではない」という否定文を避け、肯定文「……は〜〜である」を書く。

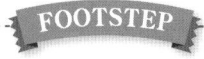

文章力は向上できる

　筆者は書くことが苦手だった。「文章力がない」と思っていたし、仕方なく書いていた。ところが、この講義で文章の書き方がわかり、楽しいと思えるようになった。

　まず、自分の文章力を向上させる。そして、スタッフへの指導を充実したものとする。この時、三分節が新しい書き方として役に立つ。さらなる課題は、問題解決能力を鍛（きた）えて自分のものとすることである。

（受講者の自己評価より）

4）事実のみ書く

　「感情・意思・考え」が求められていない課題レポートでは、「……と思った」「……と感じた」「……したい」という表現を避ける。ある部署の事実の分析を求められたレポートでは、その部署の人であれば、誰が書いても同じ内容が書かれる。「……は〜〜である」「……は〜〜でない」と事実を書く。言った言葉、為した行為、周りの状態が事実である。

6．書くことは対話である

　レポートは教師と学生の対話である。教師は課題によって学生に問い掛ける。学生はレポートによって応答する。教師は評価して返却する。学生は不足の点や間違った内容を修正する。残念なことに、大学におけるレポートは返却されず、評価の点数だけが通知されることが多い。教授と学生との対話が閉じられている。

1）ソクラテスの対話

　古代ギリシアのソクラテスは、広場に出かけて若者と対話した。相手の答えを引き出し、その答えをもとに次の問いをしていくという方法によって、相手の真の知識や知恵に迫っていった。その結果、相手は「自分が無知である」と自覚した。こうして真の知識への欲求が生じた。彼の教育方法は、問いと答えの対話という人間相互の関わりを通して、生徒が自ら答えを出すよう意図したものである。これは助産師の手助けに似ているので、産婆術と言われる。この場合、相手の自尊心を傷つけないように配慮する。そうでないと、憎まれることになる。ソクラテスは憎まれ、裁判にかけられて殺された。

2）ブーバーの対話

　20世紀初めのユダヤの神学者ブーバーは、神と人間の対話を明らかにした。神は人間に語りかけるために人格となる。人格の神に語りかけ

られることによって、人間は人格となる。絶対的に上位の者と絶対的に下位の者の対話によって人間は人格となる。神は人間に対して「あなたは……」と語りかけている。人間は、応答し、嘆き、訴え、裁きのことで神と論じ合う。これがブーバーの「我と汝の対話」である。

3) もう一人の自分との対話

　文章を綴る作業は、もう一人の自分との対話である。「……は〜〜である」と書き、「なぜ」「しかしそれでは」と問い掛ける。そして、「その根拠は」「なぜなら」と、その理由や説明を加えていく。

4) 読者との対話

　良い文章には、読者の視点がある。個人の主張を展開していくと、どうしても狭い考察になりやすい。そこで、第三者の視点を登場させて論を新たに展開する。二人か三人の異なる意見を登場させて筆を進めると、考え方の幅が広がる。文章力のある作品は対話に満ちている。

　書くことの意義を認識すると、新しい発見を体験する。わかりやすく伝わる記録を書いている自分がいる。心が癒される。書くことは実に楽しい作業である。さあ、書いてみよう。

練習課題

1. 自分の問題解決の態度についての考察。
　　（「分析」「考察」「評価」を本文中に入れること）。

　出題の意図；
　　1段目の前に、「このレポートには、私の……型の傾向と欠点と改善点について述べてある」と「要約」を書きます。1段目に「私は……の傾向がある」と書き出して説明文を加えます。2段目はその欠点について論述します。3段目は、改善点について述べます。最後に「あとがき」を添えます。これは分析的構成の練習課題です。

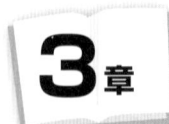 

3章　読点・漢字・仮名の基準

　文章を書く上で、読点・漢字・仮名の使い方は重要な基本である。この章では、この概略を説明してある。詳しくは『看護学生のためのレポート・論文の書き方』（髙谷修著、金芳堂刊）の3章、12章、13章に書いてある。日本語の縦書きでは必ず句点と読点を使う。本書ではこの表記に従って横書きにも句読点を使っている。また、横書きの日本語にコンマ（,）とピリオド（.）を使うのも一般化している。これは横書きのアルファベット表記の記号を、横書きの日本語に利用した表記法である。いずれにしても、どちらかに統一する。

1. 読点の打ち方に基準はない

　読点の機能と用途は非常に複雑なために客観的な基準を作ることができない。そのため、読点の打ち方に基準はない。一応、いくつかの基準はあるが、それらは論理的根拠がない。したがって、読点の打ち方は書き手の自由で打つ。しかし、読み手に対して責任がある。

1）読点の打ち方は書き手の自由と責任

　学校教育で指導しているものは普遍的な基準ではない。次のような欠点がある。

（1）「息の切れ目で打つ」は論理的な基準ではない

　「息の切れ目」は読み手によって個人差がある。書き手が切ってほしい場所と、読み手の息の切れ目は異なる場合がある。話し言葉と書き言葉と朗読の間の取り方でも個人差があって一致しない。だから、多くの

人に共通する息の切れ目を決めることは不可能である。

(2)「主語の後に打つ。ただし、主語が短い場合は打たない」は論理
　　的な基準ではない

意味が正しく通じるならば主語の後に打たなくてもよい。また、主語が短い場合でも、係る言葉を明らかにするために打つ場合がある。主語は、何文字までが短いのか曖昧である。読点は書き手の自由である。

(3)「会話文のカッコの前と後に打つ。カッコでくくった後、「と」
　　が直接述語に続く場合は打たない。続かない場合は打つ」は論理
　　的な基準ではない

例：患者は、「すみません。眠れないのですが」と言った。

　　　患者は、「すみません。眠れないのですが」と、不安そうに言った。

この場合、読点を省いても意味は正しく通じる。読点を打つという根拠がない。さらに「述語に直接続く場合は打つ」では不都合が生じる。

例：二人の意見は「どこまでもやり合う」とぶつかった。「とぶつ…」
　　　では「ぶつかった」が死んでしまう。「と、ぶつかった」が正しい。

(4)「意味を明らかにするために打つ」は論理的な基準ではない

例：「ここではきものをぬいでください」

これは「読点がないために意味がわからないから打ちなさい」という例文である。しかし、これは「ここで履物を脱いでください」「ここでは着物を脱いでください」と、漢字で書くと読点は必要ない。これは子どもが平仮名で書いた場合の基準であって、大人が漢字を使った場合の基準ではない。

2) 読点の特徴

誰が何を書くかによって読点の打ち方は異なる。

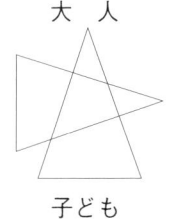

(1) 子どもでは多く、大人では少ない

子ども：うらにわには、にわ、にわには、にわ、にわとりがいる。

大　人：裏庭には二羽、庭には二羽ニワトリがいる。

（2）文学では多く、論文では少ない

（文学）　　　　　　　　　　　　　　　（論文）

彼は、歩いた（強調）。　　　→　彼は歩いた。

知らなかった、それまでは（倒置）。　→　それでは知らなかった。

（3）必要な読点

意味が異なる；2、3回だった　　→　23回だった。

読み間違い　：遅れたのですみません →　遅れたので、すみません

読みやすさ　：掃除洗濯買物　　　　→　掃除、洗濯、買物

（4）論理的性格

言葉の係り受け（語順を変えて読点を少なくする）

患者に、看護師がこうありたい　→　看護師が患者にこうありたい

（5）心理的性格

読点は、好みや癖で打たれる心理的性格を持っている。文学では利用される。例；→効果的、だと思った。効果的だ、と思った。効果的だと、思った。論文では「効果的だと思った」となる。

FOOTSTEP

看護観を確立する

　筆者は、相手に伝わる論文を書くためのスキル（技術）を学ぶことができた。読点の打ち方はいつも悩まされてきた。いまさら聞けない読点の疑問が解決した。

　三分節で書く方法は画期的である。スタッフの指導にも活用できる。さらに、美しい文章を書くために体験を大切にし、自身の看護観、倫理観をしっかり持つ必要がある。看護者としての生き方まで考え直す機会となった。これは予想外の収穫であった。

　最近、弱点ではないかと感じていた問題（新たな知識と体験を結びつけて表現する。人に伝わりやすい明快な文章を書く）が、克服できそうである。

（受講者の自己評価より）

3）論理的な読点の打ち方

（1）読み手の視覚に配慮して必要最小限に打つ。

（2）自分の文章を誰かに見てもらう。読点の使い方は個人の好みによって違うのだから、何かを指摘してくれる。

（3）1文を40字程度にして、読点は1個にする。

（4）「読点の間違い探し」を試みる。新聞や本の読点の打ち方に注目すると読書の楽しみが一つ増える。さあ、今日から読点は少なめに打とう。「あなたの文章は変わったね」と言われるに違いない。

2．漢字使用の基準

1）常用漢字（2,136字：一般的な漢字の基準）

2010年11月30日に政府は、5字削除し196字を追加した2,136字の常用漢字を告示した[註5]。追加された新常用漢字は、2012年度から中学校で読みを、高校で書きが指導され始めた。2015年度から大学入試に出題される。2018年の新卒看護師は新常用漢字の知識がある。だから、先輩看護師は新常用漢字の知識を得ておく必要がある。

常用漢字に新たに追加された196字

挨　曖　宛　嵐　畏　萎　椅　彙　茨　咽　　淫　唄　鬱　怨　媛　艶　旺　岡　臆　俺

苛　牙　瓦　楷　潰　諧　崖　蓋　骸　柿　　顎　葛　釜　鎌　韓　玩　伎　亀　毀　畿

臼　嗅　巾　僅　錦　惧　串　窟　熊　詣　　憬　稽　隙　桁　拳　鍵　舷　股　虎　錮

勾　梗　喉　乞　傲　駒　頃　痕　沙　挫　　采　塞　埼　柵　刹　拶　斬　恣　摯　餌

鹿　叱　嫉　腫　呪　袖　羞　蹴　憧　拭　　尻　芯　腎　須　裾　凄　醒　脊　戚　煎

羨　腺　詮　箋　膳　狙　遡　曽　爽　痩　　踪　捉　遜　汰　唾　堆　戴　誰　旦　綻

緻　酎　貼　嘲　捗　椎　爪　鶴　諦　溺　　填　妬　賭　藤　瞳　栃　頓　貪　丼　那

奈　梨　謎　鍋　匂　虹　捻　罵　剝　箸　　氾　汎　阪　斑　眉　膝　肘　阜　訃　蔽

餅　璧　蔑　哺　蜂　貌　頬　睦　勃　昧　　枕　蜜　冥　麺　冶　弥　闇　喩　湧　妖

瘍　沃　拉　辣　藍　璃　慄　侶　瞭　瑠　　呂　賂　弄　籠　麓　脇

（アンダーラインのある漢字は字体に注意）

「告示」（『官報』は図書館で閲覧）には「公用文における漢字使用等について」の説明がある。

（1）代名詞は原則として漢字で書く

俺　彼　彼女　誰　何　僕　私　我々

（2）副詞及び連体詞は原則として漢字で書く

（副詞）余り　至って　大いに　恐らく　全て　全く　更に　例えば　甚だ　初めて　最も　専ら

　ただし「かなり、ふと、やはり、よほど」のような副詞は仮名で書く。

（連体詞）明くる　大きな　来る　去る　小さな　我が（国）

（3）接頭語は、漢字か仮名で統一する

御案内　ごあんない　御挨拶　ごあいさつ　御尤も　ごもっとも

（4）接尾語は原則として仮名で書く

惜しげもなく　私ども　偉ぶる

（5）接続詞は、原則として仮名で書く

おって、かつ、したがって、ただし、ついては、ところが、ところで、また、ゆえに　（編者加記。動詞「従う」は漢字で書く）

　ただし「及び、並びに、又は、若しくは」の4語は漢字で書く。

（6）助動詞及び助詞は、仮名で書く

…ない　…ようだ　…ぐらい　…ほど　（「様（よう）だ」を使わない）

（7）次の語は原則として仮名で書く

ある　いる　こと　できる　とおり　とき　ところが　とも　ない　なる　ほか　もの　ゆえ　わけ　かもしれない　ていく　ていただく　てくる　てみる　てよい　すぎない　について

（8）その他

　専門用語で読みにくいと思われる場合は、振り仮名を用いて配慮する。

　法令における漢字使用は、内閣法制局の通知による。

　今回の改定では字体が問題だった。漢字には、漢和辞典にある字体（例：頬・塡・剝）と日本工業規格 JIS の字体（例：頬・填・剥）があ

る。漢和辞典の字体が正字とされ、JIS の字体は「字体の許容」とされた。2010 年以前のコンピュータには、追加された 196 字はない。この場合は JIS 漢字が許容される。2010 年以降のコンピュータには 196 字が入っているが、JIS 漢字は削除された（ただし、頬・填・剥が残っている）。追加された常用漢字の字体が変わったことを理解する必要がある。また、2010 年以降発売の電子辞書は、漢和辞典の字体が採用されている。

常用漢字（正字）：牙・葛・僅・叱・謎・餅・遡・煎・遜・溺・賭・箸・
　　　　　　　　　　蔑・嘲・蔽・茨・捗・塡・剝・頰

（字体に注意。例：「辶」の点が二つ。「月」の中が点。「叱る」は「七」）

通用字体（正字）：痩・曽（これが常用漢字とされた）。瘦・曾は旧漢字。

通用字体（許容）：牙・葛・僅・叱・謎・餅・遡・煎・遜・溺・賭・箸・
　　　　　　　　　　蔑・嘲・蔽・茨・捗・填・剥・頬

新しく常用漢字とされた医学・看護学の専門漢字

身体表現の漢字：牙・骸・顎・喉・臼・嗅・拳・股・痕・尻・腎・脊・腺・
　　　　　　　　　唾・椎・爪・瞳・眉・膝・肘・頬・脇

使用が多い漢字：萎・彙・鬱・潰・梗・塞・腫・瘍・拭・箋・膳・爽・捉・
　　　　　　　　　戴・貼・葛・藤・捻・挫・斑・勃・枕・湧・呂・律

2) 教育漢字（1,006 字：小学生が習う漢字—常用漢字に含まれる）

　文部科学省『小学指導要領』[6) に学年別漢字配当表がある。『中学要領』[7) に「教育漢字は中 3 修了まで書き慣れる。常用漢字を読む」、『高校要領』[8) に「読みに慣れ主な常用漢字が書ける」とある。

3) 教養漢字（常用漢字以外の医学・看護学の専門漢字：500 字）

　次の漢字を読み、書いたりすると教養があることになる。

　癒す　頷く　嬉しい　嚥下　貶める　襁褓　覚醒　蓋然性　臥床　葛藤　整頓　親戚　繋ぐ　閉塞　瀰漫　糜爛　睫毛　螺旋　垰　截石位　寛解　など（読みは p.44。専門漢字 500 字は『自己学習ガイドブック』参照）。

4) 新聞社の漢字基準

　共同通信社の『記者ハンドブック』[註9)]によれば、「虞　且　遵　但　朕　附　又」の7字は、常用漢字だが使用しない。また「若しくは　各々　因る　河」は、常用漢字表の訓読みにあるが使用しない。

5) 看護学の基準

　看護学と医学の専門用語は常用漢字ではないものが多い。前記告示には「専門分野の表記にまで及ぼそうとするものではい」と前書きがある。

　「坐」は常用漢字ではない。だから高校卒業までに習うことはない。学生には看護学で初対面の漢字である。だから、坐薬と坐骨を正しく書ける看護師は少ない。「すわる」の意味の時に「坐る」と使う。看護学では、坐薬、坐骨、起坐、端坐、便坐と、座席、正座、座長を使い分ける。广は屋根を意味し、すわる場所を意味する時に「座」を用いる。

　「るい痩」と看護用語辞典にある。この「るい」は「羸」である。力なくぐったりとした羊を意味する。羸痩は脂肪組織が消失して極度にやせることである。顎関節症、頸部（頚は俗字だが使用される）、口腔、膵臓、踵、鼻中隔彎曲症、挫傷、髄鞘、臍帯、頤（おとがい）などは要注意の漢字である。瘙痒（かゆい）と瘡瘍（はれもの）を使い分ける。看護師は多くの専門漢字を読み、書くことを求められている。

6) 名字の漢字（異体字・俗字）

　看護師の業務に重要な任務が一つある。それは、患者の名字と名前を正しく書くことである。筆者の名字は「髙谷」である。ところが「高谷」と書かれることが多かった。小学校では「習ってない漢字は書いてはいけない」と指導される。「髙」は常用漢字ではない。高校までに習わない。2000年に国語審議会が決めた異体字1,022字の中にもない。名字を正しく書けないのは学校教育で学ぶ機会がないからである。名字は、アイデンティティ（身元証明）であるから、一点一画に注意して正確に書く。

齋藤、櫻井、三澤、山﨑、渡邊、濱中、濵中、嵒、嵓、瀧川、嶋田、冨永、榮谷、假谷、葭田、德光、檜谷、黒川、片井（片ではない）、葛城、吉田（吉ではない）、橋村、柳田。

患者の名字に配慮できる看護師は、看護業務においてもそうに違いない。異体字典によると、異体字のもとの親字が 4,294 字あり、これから派生した異体字は 15,441 字ある。「捗」が常用漢字で、「捗」は俗字である。

7）間違いやすい漢字

漢字には、名詞形だけの漢字がある。動詞形は別の漢字である。数少ないが、間違えないようにする。「雲、氷、印、堀、周り、新た」は名詞形だけの漢字である。動詞形は「曇る、凍る、記す、掘る、回る、改める」となる。ただし「回り」とも書く場合もある。「向かう」と「迎える」を使い分ける。

　いまだに；「今だに」は誤り。「未だに」は旧漢字。

　その後；「后」は一般に使われない。

　にもかかわらず；「にも関わらず」は誤り。「にも拘らず」は旧漢字。

　言葉遣い；「言葉使い」は誤り。「言葉を使う」は正しい。金遣い。気遣い。心遣い。人形遣い。無駄遣い。小遣い。外国語を遣う。「箸使い、魔法使い、指使い、人使い」は正しい。

　簡潔；「完結」と使い分ける。

　〜歳；「才」は代用字。60 歳

　〜代；年齢・年代の範囲。60 代。1900 年代

　〜台；数量の範囲。百円台。60 歳台。時刻が 18 時台。
　　　　血圧が 130 mmHg 台。呼吸数。血糖値、体温などに使われる。

　〜等；「とう」。「など」は平仮名で書く。常用漢字表に「など」読みがない。

　年齢；「令」は「齢」の意味がない。

　恥ずかしい；送り仮名に注意。「恥かしい」の誤読を避けるため。

　ますます；益々。「増々」は誤り。

3日間にわたって；「渡って」は誤り。「亘って」は旧漢字。

　ベッド；「ベット」は誤り。賭け事の意。

　ギャッチベッド；「ギャッジ」は誤り。

　アメリカの整形外科医　Willis. Dew. Gatch の名前が由来。

「みんなが書いているから、自分も使う」という悪習慣が続いているために誤字が減らない。しかし、「自分で辞典を使って確かめる」という作業をしていくなら、誤字の使用は防がれ、減っていく。漢字力をつけ、文章力が育つと、自尊心が高まる。

8）漢字を覚える秘訣（分解、意味、こじつけ）

（1）漢字を分解する

　①疾病：疾病は「しっぺい」と読む。「疒（やまい）」（广＝尸＝人の姿、冫＝傷）と「矢」に分解する。弓矢の傷＝疾。

　②分解：角のある牛を刀で、ぶんかい。角のないのはうま（午後）。

　③罨法：「罒」あみ＋大＋申の変形。昔、オムツは布でくるみ、紐で結んだ。だから上下が出る。

　④臀部の「臀」は、殿＋月。体の名称には「肉月」が付く。

　⑤違う：口を境に、「キ」上下が違うこと。

（2）漢字の意味を考える（「漢字辞典」で「成り立ち」を調べる）

　①母は、中にテン、テンと書かれる。二つの乳房の形から考案された。ところが「毋」と書く人がいる。これは、音読みで「ブ」、訓読みで「〜なかれ」という意味の漢字である。「毌」と書いたら「カン」と読み、「貫く」の意味である。

　②坐は常用漢字以外の漢字。医学用語は、坐薬、坐位、坐臥、端坐、起坐、便坐。

　③牽は常用漢字以外の漢字。分解すると、玄（糸）＋冖（くびき）＋牛＝引く。牽引（けんいん）。

　④辶。中国で作られたしんにゅうの付く漢字は全てテンが二つだっ

た（大腿、漣など）。その上のテンは頭、下のテンは体、その下は足を意味する。ただし、日本で常用漢字に指定されたしんにゅうのテンは一つ（進、迎）。ところが、2010 年に追加された常用漢字（謎、遡、遜）はテンが二つ。

⑤**講義**の「義」は言偏が付かない。我の羊は正しく育った。義は正しいという意味。義を講ずる＝講義

⑥**拳**（こぶし）。釆（シツ）＋手＝散らばった物を手で集めるという意味。握り拳。挙手と区別する。

⑦**積と績**：禾は稲の穂（米を収穫して袋に入れて積む）。綿を撚って作った経糸と緯糸を組み合わせて布を織るのが成績。

⑧**学と常の冠**。學（子が家で両手を使って学ぶ）の略字が学。だから冠がツ。覚、厳、労、営、栄、悩、脳。小は人の体の略。だから冠が小。当、党、賞、堂、尚、幣、嘗、削、消、掌。

（3）こじつける（想像力や創造力を働かせる）

①**専門**という字の「専」にテンを付けず、「門」に口を付けない。「専門家には手（点）も口も出さない」とこじつける。

②**箸**。2010 年に追加された常用漢字の一つ。「テン」が付く。なぜ？割り箸にはご飯が付くから。

③**嗅**。口＋自＋犬。「自」は鼻。口の横の鼻で臭いを嗅ぐのは犬。

④**薄**。薄は、植物のススキ。穂が出て種が飛ぶので、テンが付く。

⑤**睫毛**は、「しょうもう」と読む。まつ毛は消耗品と覚える。

3. 「仮名遣い」と「送り仮名」の基準

1）「旧仮名遣い（歴史的仮名遣い）」から「現代仮名遣い」へ

政府は 1946（昭和 21）年に「旧仮名遣い（歴史的仮名遣い）」を告示によって廃止し、「現代仮名遣い」に改定した。1986（昭和 61）年に、これを廃止し、「現代仮名遣い」を告示した[註10]。この告示による「現代仮名遣い」が文章を綴る場合の基準となっている。

（1）「旧仮名遣い（歴史的仮名遣い）」の特徴

旧仮名遣いは 1946 年に変更されるまで、日本語を表記するために使用されていた。現代語にない仮名、ゑ（え）、ゐ（い）、を（お）があった。また、音韻と仮名が一致していないのが特徴である。「ひ」を「イ」、「へ」を「エ」、「ほ」を「オ」と発音した。思ひ出、ゐる、植ゑる、をとこ（男）、とをか（十日）、あほぐ（仰ぐ）、こほり（氷）、かふ（買う）、でせう（でしょう）、くわじ（火事）その他がある。

「いろはにほへと　ちりぬるを　わかよたれそ　つねならむ　うゐの　おくやま　けふこえて　あさきゆめみし　ゑいもせす」の「いろは歌」は、手習い用の手本、歴史的仮名遣いにおける仮名の使い分けの根拠として用いられた。

（2）現代仮名遣いの特徴

現代仮名遣いでは、母音を「あいうえお」の 5 段に分け、同じ母音を持つ子音を 10 列に分けた。直音（かきくけこ、が、だ、ぱ、など）、拗音（きゃ、みゃ、ぴゃ、ぎゃ、じゃ、など）、撥音（ん）、促音（っ）、長音（ああ、いい、うう、など）によって表記するとした。

現代仮名遣いでは音韻と仮名を一致させたが、エ段とオ段の「長音表記」は一致していない例外があるのでわかりにくい。「告示」では、あ段、い段、う段の長音表記の方法は、母音を添えるとしている。「かあさん」「いいね」「くうき」（あ、い、うは長音記号）は、音韻と仮名が一致しているのでわかりやすい。

え段とお段は音韻と仮名が一致していない。政府の「告示」では「え段の長音は『え』を添える」としている。その例は「ねえさん」である。しかし、「え」を添える現代語は、ねえ、ねえさん、ええ、へえ、てめえ、あかんべえ、めえ、べえごまの 8 語だけである。これ以外の多数は「い」を添える。「えいが、けいざい、せいふ、ていねい、へいきん、めいれい」の「い」は全て「エ」と発音する。「告示」も国語の教科書も、この例外について説明が少ない。そして、小学校で 1 年生がこれらの語

に「え」を入れると間違いだと指摘される。これが、国語嫌いになる原因の一つである。「え段の長音表記は『い』を入れる。例外が８個ある」と教えるとわかりやすい。多数を基本とし、少数を例外とする方が合理的である。

　「告示」は「お段の長音表記は『う』を添える。ただし、『お』を添える例外がある」としている。お段の長音表記では「う」を添える語の方が多いから、これは合理的である。しかし、政府が告示した「お」を添える語は24語のみで、全てを告示していない。これでは、学習者は、「お」と「う」のどちらを添えるのかわからない。筆者の調査によれば、「お」を添える現代語は32語である。

　遠（とお）い、大（おお）きい、氷（こおり）、多（おお）い、狼（おおかみ）、十（とお）、通（とお）る、仰（おお）せ、公（おおやけ）、郡（こおり）、こおろぎ、頬（ほお）、朴（ほお）、ほおずき、炎（ほのお）、憤（いきどお）る、覆（おお）う、凍（こお）る、しおおせる、滞（とどこお）る、催（もよお）す、愛（いと）しい、概（おおむ）ね、おおよそ、雄々（おお）しい、おおらか、鳳（おおとり）、オオバコ、ほおける、おおざと（阝）、おお！、おおい！（呼び掛け）

　１年生には「遠くの大きな氷の上を、多くの狼十ずつ通る」と教える。

　（3）「は」と「わ」の使い分け

　政府の「告示」は「表記の習慣を尊重して次のように書く」としている。この「告示」は、国語辞典や教科書を編纂する際の基準となっている。

　こんにちは　こんばんは　山では雪が　あるいは　または　もしくは
いずれは　ではさようなら　おそらくは　悪天候ものかは

　次のようなものは上記の例にあたらないものとする

　きれいだわ　来るわ来るわ　雨も降るわ風も吹くわ　いまわの際

　（4）「ぢ」と「づ」の区別

　ちぢみ　ちぢむ　ちぢれる　ちぢこまる　つづく　つづる
例外；「いちじく」「いちじるしい」はこの例にあたらない。

　（5）**二語に分解しにくいものは「じ」「ず」を用いて書く**

　うなずく　つまずく　かたず　きずな　おとずれる　ひざまずく
でずっぱり　うでずく　ひとりずつ　せかいじゅう　いなずま

例外;「せかいぢゅう」「いなづま」は「ぢ」「づ」と書くことができる。次の語は、もともと濁っているので、「じ」「ず」で書く。

じめん（地面）　ぬのじ（布地）　ずが（図画）　りゃくず（略図）

（『官報』1986 年 7 月 1 日より）

2）送り仮名の基準

（1）政府の告示による基準

政府は 1973 年に「送り仮名の付け方」も告示した（1981 年に一部改正）[註11]。これは、送り仮名の基準となっている。国語辞典や教科書はこれを基準に編纂されている。

「告示」には送り仮名の例が多く挙げられている。「通則 7」まであるが「例外」「許容」「注意」があるので、通則だけ理解しても送り仮名は習得できない。「国語辞典」で確かめて覚える。以下、告示の要約を示す。

許容①次の語は、活用語尾の音節から送ることができる。

表す（表わす）　著す（著わす）　現れる（現われる）
行う（行なう）　断る（断わる）　賜る（賜わる）

許容②読み間違えるおそれのない場合は、送り仮名を省くことができる。

生まれる（生れる）　聞こえる（聞える）　起こる（起る）
落とす（落す）　暮らす（暮す）　終わる（終る）　変わる（変る）

国語辞典では「生（ま）れる」と、カッコ付きの（ま）にしてある。しかし、小学校では「ま」を入れないとバツにされる。

● 例外　物を数える「つ」を含む名詞は「つ」を送る

一つ　二つ　三つ　幾つ

● 次の語は送り仮名を付けない

趣　氷　印　頂　隣　煙　卸　次　志　恥　係　組　折

注）ただし、「活字の組みがゆるむ」は付ける。光り、折り、係りなども動詞の意識が残っている場合は付ける。

● 許容　読み間違えるおそれのない場合は、送り仮名を省くことができる

　　曇り（曇）　届け（届）　願い（願）　当たり（辺り）　代わり（代り）

　　向かい（向い）　答え（答）　問い（問）　憩い（憩）

● 次のような名詞は、慣用に従って、送り仮名を付けない

　　地位・身分・役職；関取　頭取　取締役　事務取扱

　　その他；書留　小包　踏切　両替　手当　売上高　取扱注意　申込書

　　　　　　　受付　建物　受取　植木　申出　申込書など

● 次の語は送り仮名を省くことができる

　　差し支える（差支える）　取扱い　申込みなど

● 次の語は送り仮名を付けない

　　名残　雪崩　吹雪　迷子　行方
　　なごり　なだれ　ふぶき　まいご　ゆくえ

（2）政府の告示の基準にない送り仮名がある

①「間違いやすい漢字」か「間違えやすい漢字」か

　これは「告示」にはない。国語辞典にも載ってない。出版社によっては、どちらでも使っている。また、「誤りやすい漢字」としている出版社もある。「〜える」という語は「〜え」という名詞になり、「やすい」が付いて「〜えやすい」となる（「考えやすい」）。しかし、「間違え」という名詞形はないから「間違いやすい」になるという説がある。

②読みが判明しない送り仮名の付け方がある

　次の語は、振り仮名か読み仮名を付けなければ読みが判明しない。しかし、「告示」には書かれていない。

　勝った。勝った。行った。行った。辛い。辛い。脅かす。脅かす
　　か　　　まさ　　　い　　　おこな　　つら　　から　　おど　　　おびや

「辛い」「辛い」はどちらなのか読み仮名をつけると読み手に親切である。
　つら　から

　本書では「行った」という誤読を避けるため「行なった」としている。
　　　　　　い

1. 文章の苦手意識と読点・漢字・送り仮名の関係についての考察。

2. 後輩看護師に文章指導する場合の問題点についての考察。

出題の意図；

　レポートの書き出しには「要約」を必ず書きます。そして、読点・漢字・送り仮名について、過去・現在・未来の3段落に分けて考察します。この後に「あとがき」を添えて仕上げます。

　前書き例「自分の過去と現在の読点の打ち方について考察する。読点の使い方について、未来に向けて改善点としての目標を述べる」。後書き例「読点の使い方について、自分がいかに無知で無意識だったかを自覚した。読点の使い方を意識化し、論理的に打つ練習をすれば文章力は向上すると確信した」。

＊ p.35 の読み。あなたはいくつ読めましたか。

　いやす、うなずく、うれしい、えんげ（えんか）、おとしめる、むつき、かくせい、がいぜんせい、がしょう、かっとう、せいとん、しんせき、つなぐ、へいそく、びまん、びらん、しょうもう、らせん、らち、せっせきい、かんかい

4章　良い文章の秘訣

1. 自分を他者の立場に置いて書く

　自分を他者の立場に置いて文章を書く者は自我が確立している。それは自己実現ができていることを意味する。マズローは、5段階の欲求による自己実現を明らかにした。5段階は、生理的欲求、安全保護の欲求、愛と所属の欲求、自己と他者の尊重欲求、自己実現である。また、物質的欲求、社会的欲求、道徳的欲求の3段階説もある。自己実現ができた者は、他者の自己実現を助けることができる。

　これに対して、自我が確立していない人は自分を他者の立場に置くことはできない。自分は何者なのか知らないのだから、他者が何者なのか理解できない。学生のレポートに、次のようなものがあった。学校から帰ると母親が夕食を作っていても、嫌いなものだったら「嫌だ」と言って食べない。すると母親は作り替えてくれる。「こんなものは食べない。金をくれ」と言って外食して来る。青年は、モラトリアム（大人になりきっていない）の時期にあると言われている。このような学生は患者の立場になって考えることはできない。

　自我が確立し人格が円熟した看護師は、次のように他者の立場で文章を書く。[84歳の女性患者の言葉に印象深いことがあった。自分の力では起き上がれない患者であったので、筆者はその人に体を密着して抱きかかえるようにして起こした。その時、「私は幼い時に母を亡くした。母に抱かれるって、こんな感じなんだろうな」と、微笑んでその人は言った。筆者は患者が必要としている「温かな手」を少しでも提供できたのではないかと思っている]。

1）思考（観察・評価）する自己の立場で書く

　読み手が共感できる文章には他者の視点がある。自己は、歴史的自己、行動する自己、思考（観察・評価）する自己に分けられる。だから、自分を他者の立場に置いて考えるとは、思考する自己によって歴史的自己と行動する自己を観察し評価することである。

私の中の自己と他者

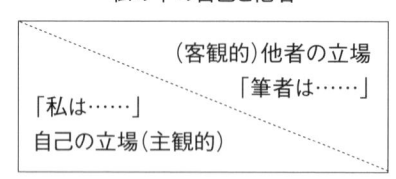

　人格は、自己中心から成長して、他者中心（配慮）との調和を図るようになる。自己を主張しつつ他者を尊重する人格が円熟である。歴史的・行動する自己の立場で文章を書くと、文章が自己中心的になる。これに対して、思考（評価・観察）する自己の立場で文章を書くと、文章が他者の立場の（客観的）文章になる。

　他者の立場で文章を書くことは、舞台の外で劇の台本を書く脚本家のようなものである。舞台の主役は患者である。看護師は脇役（援助者）を演じる。台本には、患者の立場になって書いた生活上の問題解決のための看護目標と援助目標が書いてある。

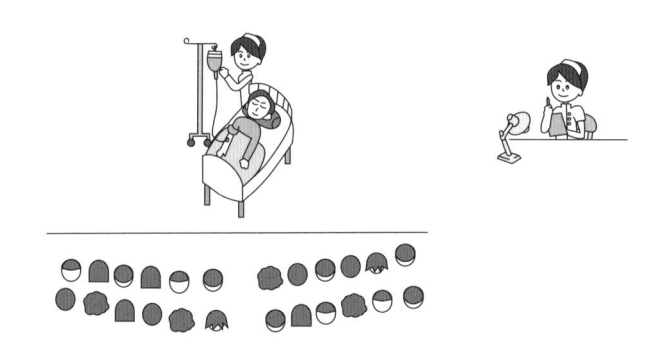

2) 論文は「筆者」で書く

　論文を書く場合、執筆者の人称は第三人称（筆者は……）で書く。第一人称は「私」、第二人称は「あなた」、第三人称は「彼、彼女、筆者、本研究者」である。しかし、看護師が書いた論文に「私は……」と、第一人称で書いているものがある。

　第一人称（私は……）で書く文章は主観的である。これは、自分一人の考えや感じ方に偏り、独り善がりと言える。「私は……」が続くと自己主張に陥りやすくなる。一方、「筆者」を使って第三人称で書く文章は客観的である。これは、主観の考えから独立して、普遍的である。こういう論文の読者は、「筆者」を自分に置き換えて読むことができる。書き手が読み手の立場で書いている文章は、読者からすると、まるで自分が書いた文章のように読める。

　思ったまま、感じたまま書いただけでは伝わらないことが多い。こういう文章には独り善がりの傾向がある。そこで、書き手は自分を他者の立場に置いて考える。そして、書き手の思いや考えを書く。その後で、「その根拠は何か？」「どうして、なぜそうなのか？」「具体例は何か？」と批判して推敲する。これは、書きながらでもできる。これが他者の立場で書く作業である。

FOOTSTEP

良い体験が良い文章になった
　文章を三分節で書いた。すると、とても書きやすくなった。また、結論から先に書いて、それに対しての理由を書いていくともっと書きやすくなった。
　良い作品を書くには、良い材料が必要である。このことをレポートを書きながら感じた。自分の良い経験があったので、それがスラスラと文章に出てきた。
　もっと経験を重ねて文章力をつける。そして、美しい文章が書けるようになることが今後の課題である。

（受講者の自己評価より）

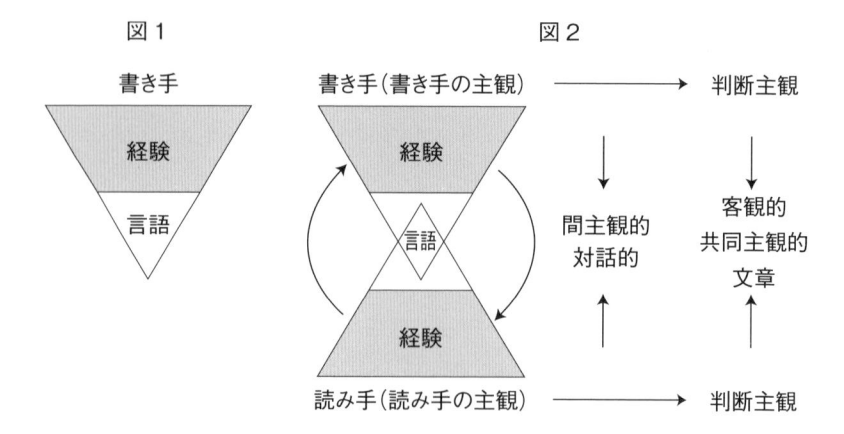

白石克己「通信学習論序説」『全人教育』[註12]より

　こうすると、主観的文章から間主観的（客観的）な文章になる。間主観的とは図2にあるように「書き手の主観と、読み手の主観の間」という意味である。本格的な研究論文では自分のことを「私」と書くことはまずない。第三人称を表す「筆者」や「本研究者」を使う。これは研究が主観的なものになるのを防ぐためである。

2. 体験を言語に翻訳する

　看護学は実践科学である。看護師は患者の生活上の問題解決を援助する。この経験を文章化するのが論文である。一般に、経験と言語の関係は図1のように、経験の幅が大きく、言語の幅は小さいと考えられる。経験は具体的事実であり、言語はある事実からある側面を抽き出した抽象である。経験を文字で表す作業（言語による経験の抽象化）は、翻訳と等しい程のエネルギーを要する。

1）読み手が理解できる言語で書く

　経験を適切な言語で書くためには知恵が必要である。筆記者の書き表した文章を読み手が誤解したり、意味を理解できなければ、伝える

という目的を達成できない。読み仮名と注釈のない難解な漢字の蓋然性[1]、専門的なカタカナ英語エビデンス[2]、英語の頭文字だけの表記の5W1H[3]では知識のある読者だけしか理解できない。読みと注釈を付けると多くの読者と情報を共有できる。

[1] 例；蓋然性（がいぜん）；ある事が起こるか否かの確実さの度合い

[2] 例；エビデンス；evidence：証人、症例、証拠

[3] 例；5W1H；when. where. who. what. why. how：いつ、どこで、誰が、何を、なぜ、どのように。6W2H；whom. how much：誰に対して、いくらで、を加えたもの。もう一つの W；worth：価値

2）読み手がわかりやすい順序に書く

1章で述べたように、読み手にわかりやすい構成は結論が冒頭にある文章である。事実を伝える報告では重要な要点を先に述べる。「筆者は、看護師の手のスキントラブルについて研究を行なった。まず、筆者の病棟で調査を行なって、手荒れの実態を明らかにした。そして、原因を分析して、5つの予防策を試みた」とすれば、読み手は研究の要点がわかる。

3）書き手と読み手の対話になるように書く

思ったまま感じたままに書いたのでは、独り善がりな文章になってしまう。これに対して、読み手の視点のある文章は、p.48の図2のように客観的、共同主観的、対話的である。このように、書き表された言語を仲介して、書き手の体験は読み手の体験へと翻訳される。書き手の体験が読み手の体験へと翻訳されない場合は、わからない文章になる。これは対話になっていない。対話が成立するのは、書き手の体験が読み手の体験へと翻訳された時である。

読書は、言語を介して書き手の体験が読み手の体験に翻訳されることである。執筆は、言語を介して書き手の体験を読み手へと伝えることである。体験が書き手と読み手の間を往復する文章は良い作品と言える。

対話はキャッチボールに譬えられる。何度読んでも、面白くて良い作品は対話に満ちている。看護師が次のようにレポートを書いた。

＊患者から見た自己考察（心地良い沈黙がある）

患者から見た自己について考察する。筆者は患者からよく、「あなただから言うんだけど…」と言われる。ある時は疾患に対する悩みであったり、もっとこうした方がいいといったアドバイスであったりする。このことを上司や同僚に話すと、言いやすい雰囲気があるのではないかと返事が返ってきた。

筆者はある一人の患者からその理由を詳しく聞いたことがある。それは、一人ひとりと接する時間が長く、会話中に心地よい沈黙があるからというものであった。接する時間を長くするということは心がけていたことであった。会話中の沈黙は特に気に掛けていなかった。このことで、患者に心境を語る雰囲気づくりを自然と行なっていたのである。

3. その他の良い論文の要素

1）良い体験

次のようにレポートを書いた学生がいた。小学校時代に賞をもらうことを目的にたくさんの作品を書かされた。表現に工夫し、いろいろな言葉も使い、起承転結の構成で書いた。しかし、賞はもらえなかった。その理由が講義を聞いてわかった。それは、その時に良い経験をしていなかったからだ。これは、「作文コンクールで賞が与えられた学生は文章力に対して賞が与えられたのではなく、体験に対して賞が与えられた」ことを示している。この賞の基準は良い体験である。

2）課題意識を働かせる

人間は五感を働かせて外界を認知する。視覚、聴覚、触覚、味覚、嗅覚で捉え、心（知性・情緒・意志）で認識する。そしてこれに対応する真理、美、善の価値を追求する。

　看護業務は、食事・排泄・清潔の介助、治療、外来、その他の雑事で一日が終わる。慌ただしく業務に追われて自分を見失ってしまう。そんな時は人間世界を離れ、山や野に出てリフレッシュする。

　日常の看護業務の中にある材料は良い論文の素になる。「きょうはどんな出来事に出会うだろう」と、問題意識や課題意識を働かせていると問題を発見することができる。文章化の作業は料理作りに似ている。ありきたりの材料を使ってもそれなりの料理はできる。

3）飾りがない（難解な漢字、カタカナ外国語）

　難しい専門用語を使って難しい論文を書く方法がある。しかし、やさしい用語を使って難しい論文を書く方法もある。後者の論文は思想が洗練されている。このような論文は、物事の本質をするどく捉えている。

　難解な漢字、カタカナ外国語の濫用、修飾語の多用は余計な飾りである。厚化粧や高価な服、アクセサリー、香水を文章に譬えると修飾語の濫用である。これらを取り除くと本質が見えてくる。すると、内容の乏しい論文と評価されるだろう。

　本質を明らかにしている文章には、自尊心、人間愛、謙虚さ、理想、夢、希望、挫折にも立ち向かう忍耐力、高潔な倫理が現れている。

4）文学性を排除する

　作文は広義の概念である。作文には、日記、体験文、感想文、観察日記、架空の物語、小説、紀行文、エッセイ、レポート、論文などあらゆる文章が含まれる。しかし、論文を文学の技法で書いていいという根拠にはならない。論文と文学の書き方は厳しく分ける必要がある。

論文の特徴	文学の特徴
事実のみ書く（ノンフィクション） 問題解決・調査研究・事例研究 仮説の検証・実験研究・理論研究	虚構・架空（フィクション） 小説・詩・俳句・短歌 心情・情緒・敬語・敬体文

ところが、文学の技法で書かれた論文がある。その理由は、学校教育で、論文指導がされていないからである。そのために、論文と文学の違いを知らずに、論文が文学の技法で書かれる。文学は虚構（フィクション）であり、事実でない空想を含んだものである。心情、情緒、感情、思ったこと、感じたことが重要である。

　これに対し、看護の論文では事実を研究する。看護学は実践科学である。実践とは、行動によって何かを実行することである。実践科学は問題解決がテーマである。論文からは文学性を徹底して排除する必要がある。例えば、論文の「四季を感じる」という題では、文学作品の題である。これでは、何を、なぜ、何のために、どのように実践しようとしているかのわからない。これを患者の問題解決という視点から書き直すと、実践科学にふさわしい題となる。

　「寝たきりで四季を感じることができない○○症患者の訪問看護」
　　　　　　　── 季節毎の行事を行なって ──

5）逆接・対比・消去

　逆接の接続詞は考え方の幅を広くする。論文を執筆していて「……は〜〜である」と、平叙文だけで持論を述べていくと、変化のない平板な論文になりがちである。これに対して、「ところが……」と、逆接の接続詞を使って、別の考えを入れて論を進めると減り張りを表現できる。

　対比も物事の考え方を広くする。時間的対比は、過去・現在・未来である。空間的対比は、大・中・小、長所・短所である。量的対比は、多い・少ないである。質的対比は、熱い・冷たい、「〜〜である」・「〜〜でない」である。物事の対比は、一つよりは二つ、二つよりは三つがいい。四つや五つでは多過ぎる。

　消去法は選択を迷った時に使われる思考方法である。まず、考えつくものをどんなものでも数多く書き出す。それから、条件に合わないものを消去して、優先順位を決める。最後に、残ったものを良しとする。2

章で述べた、落書き・グループ化・段落の構図は消去法である。連立方程式を解くのにも、医師が患者の病名を診断する際にも使われる。

6）読みと闘う

　文章力のある人は読書力がある。論文を書くには読書による知識が必要である。ここでは読書のあり方について述べる。

（1）読んで理解できるには知識が必要である

　読みが判らない漢字は漢字辞典を、意味の判らない語は国語辞典を引く。そして、テキストの余白に書き込む。意味の判らないカタカナ英語はカタカナ英語辞典や英和辞典で調べて余白に書き込む。これは、時間と労力を要する辛い作業だが文章力を育てる。これなしに文章力の向上は望めない。

　筆者の講義を受けたある学生が「今までは新聞も本も読まなかった。しかし、講義後、新聞や本を読めるようになった」とレポートに書いていた。文章構成や読点の打ち方を知ると、読書が面白くなる。

（2）読んで理解できるには経験が必要である

　経験は看護体験という直接経験でも、家族が入院したという間接経験でも役に立つ。また、ボランティアに参加すると、社会や人間を深く理解することになり、文章力を伸ばす。

（3）あたりをつけて読む

　本を読み始めるとどうしても、本のペースに引き込まれやすい。だから、この本は社会学なのか道徳の本なのかあたりをつけておくと引き込まれにくくなる。こうして、自分の考えと文章力を育てる。

（4）課題意識を持って読む

　本は何らかの目的を持って読む。課題意識を忘れずに読むと、学習がはかどる。講義に出る前に「テキスト」に目を通して課題意識を持って臨んだら、文章力はより向上する。「……とは何か」「……はなぜか」と心の中で問題を温める課題意識は、問題解決へのガイドである。

4. 推敲能力を高める

1）クールダウン

　書き上げたすぐ後では、頭の思考力がオーバーヒートしている。時間をおいてクールダウンしてから推敲する。

2）文体の統一

　レポート・論文は常体文（である調）で統一する。「です。ます」があったら常体文（である）に訂正する。敬体文（です。ます）は緊張感と集中力が不足した証拠である。

3）短文にする

　1文は40字程度の長さにする。一つの文に主語と述語が複数に入り交じった長文は分割して短くする。中止法（「……し、……し、」「……が、……が、」）をやめる。「……し、……たり、……が、……ので、……また、……した」などの長文は、いくつかの文に分割する。「……が」は順接でも逆接でも使えるので、意味が曖昧になる。「……こと、……こと」や「……ため、……ため」の繰り返しを避ける。多数の主語と述語が輻輳しないように分割する。複数の主語・述語の入り交じった文は、複数の頭や身体を持った体に譬えられる。不幸な文を作らない。

4）接続詞をうまく使う

　短文を書き、適切な接続詞で連結する。「しかし」か「それゆえ」のどちらが自分の言いたいことを表現できるかを考えることも思考指導のトレーニングになる。短文はレンガである。接続詞はセメントである。文章はレンガで建物を立てることに似ている。大きな石（長文）は重くて動かせない。わかりやすい文とは、1主語に1述語が対応している短い文である。

5）主語は省略しない

　主語と述語を明らかに書く。日本人は主語を無意識的に省略する癖がある。文学では主語を省略しても許される。しかし論文は事実の学問である。誰が何をしたのか、何をしないのかを明らかにする。

6）シンプルな文章にする

　名詞を修飾する形容詞や、動詞を修飾する副詞は少なくする。修飾語のない文章はシンプルな感じになる。お世辞も、媚びもなくなる。

7）段落

　5,000 字の論文の場合、段落の長さは形式的に決定できないが、読みやすさから考えて、200 字から 300 字くらいである。

8）重複表現を避ける

　文章には、一度使った単語や言い回しを二度繰り返さないという文章上の美意識がある。そのためには「別な言葉で言い換える」工夫をする。

9）辞典活用をする

　国語辞典・漢和字典・電子辞書は大いに活用する。『看護用語辞典』もいつも手元に置き、開く。「敲」は、高＋卜（枝）＋又（手）で、敲くという意味である。

練習課題

1.　他者（同僚、親、患者、上司、部下）から見た自分の考察。

　出題の意図；

　　レポートの書き出しには「要約」を必ず書きます。「このレポートには、患者から見た自分について考察して、発見したことと気づいたことを述べてある」のように書き始めます。3 段落で書き進んだ後に「あとがき」を添えて仕上げます。

> **推敲の目**
>
> 　次の文は、一見、問題がないように読み過ごしがちである。
> 「パンと牛乳を飲んだ」。「散歩とケーキを食べた」。「妹とお菓子を食べた」。「患者さんとおやつを買いに行った」。「昨日、姉と晩ご飯を食べた」。これらの文には、「パンを飲んだ。散歩を食べた。患者さんが買い物袋の中に、妹と姉が胃袋の中に収まっている」などの可能性がある。これらの文を推敲して、助け出そう。（正解は p.144）

 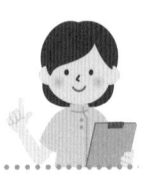

5章 看護観「患者に提供する援助」

　「私の看護観」の執筆は、自分の体験を整理分析し先駆者の理論と関係づける作業である。看護観という概念は広い意味があるから、漠然とした概念の中から範囲を限定し、定義して書く。「私はこれが好き」と、波打ち際の砂礫の中からきれいな小石を見つけ出すようなことに似ている。

1. 看護観には看護体験を書く

　看護には、母性看護、小児看護、成人看護、精神看護、老年看護、在宅看護、災害看護、国際看護の8分野ある。「あなたの看護観は何か」と問われた場合、それぞれに一つずつでも最低八つの解答がある。例えば、小児看護では、「発達年齢に適した遊びを取り入れた看護」という題にして、この根拠となる自分の体験について述べる。

　この場合、重要なのは看護観の根拠に自分自身の体験を述べることである。「自分の子ども時代に遊んだ経験によって人格が成長した」「子育ての経験の中で、子どもの遊びが生そのものであることを知った」などの真実の具体的な体験を述べる。もしも、テキストに書いてあったことや、理論的なことを書いただけでは、抽象的である。読者に対する説得力は弱い。看護学は実践科学である。執筆者がどのような実践をしているかについて評価される。そして最後に、先駆者の理論を紹介する。「"子どもと遊べる者だけが子どもに何かを教えられる"というスタール婦人の言葉には、深い意味がある」（『児童の世紀』註13)とエレン・ケイは書いている。こうして、自分の体験と先駆者の理論を結びつける。

2. 全体の構成の仕方（題・第1文・体験・引用文・看護師の役割）
1）題の付け方（題には本題と副題を付ける）

　本題には課題、副題にはその答えを付ける。こうすると読み手は、題を見ただけで課題と答えがわかる。このように、良い作品の題には工夫が施されている。

　例：（本題）私の看護観　（副題）――患者の心に寄り添う看護――

（1）次の**看護観を参考**にして書く

母性看護；育児の意欲を高める看護　　　　母性をはぐくむ看護

小児看護；遊びを取り入れた看護　　　精神発達を尊重した看護

成人看護；個別性を尊重した看護　　　家族を含めて行なう看護

精神看護；健康な側面に目を向けた看護　　　心を支える看護

老年看護；潜在能力を生かした看護　　　自尊心を尊重した看護

在宅看護；その人らしさを尊重した看護　生活の質を高める看護

災害看護；計画・備蓄・訓練によって備える看護

国際看護；異文化に配慮した看護　　　　　国際貢献する看護

その他

命を尊重する看護　　　温かくかかわる看護　　　見守る看護

共感する看護　　　傾聴する看護　　母乳育児を確立する看護

ニードを満たす看護　　笑顔を引き出す看護　　心を支える看護

生命の質を高める看護　　　　　　患者の必要を助ける看護

自立を支える看護　個別性を尊重した看護　思いを共有する看護

信頼関係を大切にする看護　　　　手当の温もりのある看護

患者の潜在能力を引き出す看護　　患者が存在価値を見出す看護

自尊心を尊重した看護　一緒に歩む看護　　　側にいる看護

共有する時間を大切にする看護　　患者の人生に寄り添う看護

手当ての温もりを伝える看護　　その人らしさを大切にした看護

　ナイチンゲールは「自分自身はけっして感じたことのない他人の感情のただなかへ自己を投入する能力を、これほど必要とする仕事はほかに

存在しないのである」註14) と言った。看護師がこれらの看護観を持っているならば、それは患者に感化を及ぼし、患者の考え方や行動に何らかの変化を生じさせるだろう。

(2) 副題は肯定表現で書く

副題は肯定的な表現（〜〜する看護）にする。否定的な表現（〜〜しない看護）では、読み手は戸惑いを覚える。否定的な表現は、読者の意表を突いた表現である。「寝たきりにさせない看護」や「患者を置き去りにしない看護」では、読み手は「じゃあどうする看護なの」と疑問が湧く。一見して格好良さそうに見えるが、否定的表現は不完全な題である。

(3) 「看護師中心の看護観と理想の看護師像」を避ける

看護学生に看護観を求めると、「笑顔で接する看護」という看護観を書くことがある。これは看護師中心の看護観である。看護師はどうあるかという視点に偏っており、患者に提供する看護を見失っている。これは「笑顔を引き出す看護」に変えると良くなる。優先順位で考えると、笑顔は順位が低く後の方である。これは急性期を乗り越えて慢性期に移行した患者のテーマである。また、「理想の看護師像」を書くことがある。これは患者に提供する看護ではなく、自己中心的である。理想は願望であり、届いていないものである。今、患者にどんな看護を提供するかが明らかではない。看護観は、患者にどんな看護を提供するのかを書いたものである。

便をもてあそぶことを繰り返す認知症患者に、思いやりや優しさの看護はできなくなるだろう。ナースコールを際限なく繰り返す患者に、いつまでも冷静にはいられるだろうか。常識的に考えると不可能である。クリーゼ（呼吸困難）を起こしている重症筋無力症患者に必要な援助は、知識と判断による適切な処置である。注射薬ワゴステグミンを注射するとクリーゼが収まる。また、使用し過ぎてもクリーゼは起こる。これらの患者に対して必要な看護師の能力は、広い知識、冷静な判断、優れた看護技術、そして、思いやりである。困難に立ち向かう忍耐の心も必要である。

2）書き出し（全体の要約）

　第1段落の第1文は、「私の看護観は、……である」と書き出す。そして、これに60字ほど説明を加える。こうすれば、読み手は「題」と「冒頭文」を読むだけでどのような看護観が書いてあるかがわかる。この場合の注意点は、「引用文を冒頭に入れない」ことである。冒頭に、他人の引用文を書くと、書き手の看護観が見えなくなってしまう。旅に譬えるなら、本来のガイドが案内するはずなのに、別のガイドが出て来て説明を始めるようなものである。ツアーのメンバーは「本来のガイドはどうしたんだ。出てこい」と文句を言いたくなる。引用文は、最後に書く。そして自分の看護観と対比する。

3）根拠となる体験を書く（6〜10行で1段落にする）

　第2段落以降は、題に書いた看護観の根拠となる体験をいくつか書き綴る。受け持った患者の看護、家族や友人知人の看護、あるいは、受けた世話や看護も根拠となる。この場合、書籍や新聞記事などの第三者の体験は書かないようにする。看護観には独創性が求められるので、執筆者自身に関わる人々の体験を書く必要がある。

4）先駆者の看護論と対比する

　文字数が満ちてきたら、この看護観が誰の看護論に行き着くのかを考察する。ナイチンゲールは、環境を整えると患者の自然治癒力が働くと述べている。このように先駆者の理論を述べて持論を補強する。こうすると評価者は「この人はよく本を読んでいる人だ」と評価できる。先駆者の理論が思いつかない場合は敢えて書かなくても良い。

　試験会場で看護観を書く場合は、文献名を付記しなくても良い。文書で看護観を提出する場合は孫引きにせず、原著書から引用し出典を明記する（p.14参照）。この出典は文字数の中には入れず、欄外に添付するのが一般的である。

5) 結論に「看護師の役割」を述べる

　結論は「患者の自然治癒力が働くように環境を整えるのが看護師の役割である」と結ぶ。こうすると、第1文の「看護観」と文末の「看護師の役割」が調和して全体のまとまりが良くなる。このように構成すれば、「この人はどんな看護を提供するのだろう」と考えている読者に良い印象を与えるだろう。

6) 目的地を明らかにして書き出す

　看護観は目的が明らかで、その過程の実践体験が豊富であれば良いと評価される（事実の学問）。文章を書く作業は、ガイドが旅人達を引率して旅をすることに似ている。これには2種類の型がある。一つは、ガイドが目的地を説明せずに出発する旅で、旅人達は迷子にされる（虚構の文学）。もう一つは、ガイドが目的地を説明して出発する旅で、旅人たちは行動計画が立てられる。

7) 迷子の文章を避ける

　目的を明らかにしないで書き出した看護観は、「なりたい」や「学んだ」という場所に迷子になってしまうことがある。これらの願望や結果は看護観ではない。だから、これらの記述を避ける。ある学生のレポートに「原稿用紙といえば、反省文しか思い出せない」とあった。ところで、筆者の教育観は「子ども達の心に楽しい思い出をいっぱい作る教育」である。文章を書くことによって心は癒される。人は旅にみやげを期待する。看護観は、書く人も読む人も楽しい思い出を共有するためのものである。

3. 看護観の例
私の看護観（心に寄り添う看護）

　私の看護観は、患者の心に寄り添う看護である。心に寄り添うというのは、悲しみや苦しみに共感してその時間を共有することである。日常

の看護業務での患者との関わりからこの看護観が生まれた。

　病棟にターミナル期の患者さんがいる。その患者さんは、化学療法を行なっているが、痛みが強く、また段々と弱ってくる自分の姿に強い不安があった。先日、その患者さんから「ちょっときて早く」とナースコールがあった。訪室するとイライラした様子でベッド上に座り込んでいた。「10分前にモルヒネを服用したばかりなのだけれど、痛みが治まらない」と言って、持っていた本をベッドに投げつけた。痛みのなかった頃は明るくて世話好きで、同室の患者さんを笑わせてくれる人だった。

　患者さんは、痛み止めを服用したばかりだったため、筆者は、まず、隣に座って患者さんの背中をさすった。15分ほど背中をさすりながら話をしていると、徐々に落ち着き、表情が柔らかくなった。次の日、その様子を見ていた同室の患者さんが「人の手ってすごい力があるね。ただ痛み止めを渡して行くだけだったら、落ち着かないよ」と言った。

　ターミナル期の患者さんはどうしようもない不安や死と向き合わなければならない現実に直面する。この時、看護師が患者の心に寄り添った看護を行うと患者の心は安らぐことができる。ナイチンゲールは「他人の感情のただなかに自己を投入する能力を必要とする」と述べている。ターミナル期の患者を受け持つ看護師の役割は、社会的背景、その人の置かれた状況、身体的痛みと精神的痛みを理解し、患者の心に寄り添うことである。これが私の看護観である。

4. 主な看護理論家と理論

F・ナイチンゲール 　　：空気、清潔さなど環境を整える
V・ヘンダーソン 　　　：人間の基本的欲求の不足を手助けする
J・トラベルビー 　　　：患者の苦難の意味づけを助ける
S・C・ロイ 　　　　　：適応を促す援助
D・E・オレム 　　　　：セルフケア理論。自分で健康管理する助け
H・E・ペプロー 　　　：看護師—患者関係は対人的なプロセス

Ｉ・Ｊ・オーランド　　　：患者がニードを満たすために援助する

Ｅ・Ｗ・ウイーデンバック：ニードを持つ個人を援助する

Ｆ・Ｇ・アブデラ　　　　：患者中心の看護

Ｍ・Ｅ・ロジャース　　　：人間は統一体

Ｐ・ベナー　　　　　　　：達人ナース。気遣いの看護（現象学的看護論）

Ｉ・Ｍ・キング　　　　　：目標達成理論

Ｍ・Ａ・ニューマン　　　：患者とともに、看護師も成長する

Ｌ・Ｅ・ホール　　　　　：ケア・コア・キュア概念

Ｂ・ニューマン　　　　　：人間クライアントシステム

Ｍ・Ｊ・Ｈ・ワトソン　：ケアリング。ヒーリング

Ｍ・ゴードン　　　　　　：看護過程を提唱

Ｒ・Ｒ・パースイ　　　　：人間生成の援助（現象学的看護論）

　ナイチンゲールは、「看護とは、新鮮な空気、陽光、暖かさ、清潔さ、静かさを適切に整え、これらを活かして用いること、また、食事内容を適切に選択し適切に与えること――こういったことのすべてを、患者の生命力の消耗を最小にするように整えること、を意味すべきである」と書いた（『看護覚え書』[註15]）。

　ヘンダーソンは「看護婦の独自の機能は、病人であれ健康人であれ各人が、健康あるいは健康の回復（あるいは平和な死）の一助となるような生活行動を行なうのを援助することである」とした（『看護の基本となるもの』[註16]）。

　トラベルビーは看護の援助を明らかにした。「看護とは対人関係のプロセスであり、それによって専門実務看護婦は病気や体験を予防したり、あるいはそれに立ち向かうように、そして必要な時にはいつでも、それらの中に意味をみつけだすように、個人や家族、あるは地域社会を援助するのである」とした（『人間対人間の看護』[註17]）。

5. 「看護」と「看護観」

1) 看護の提供者・方法・対象

　看護の提供者を広くも狭くも考えることができる。母親の育児や緊急時の人工呼吸など無資格者によるものも看護である。また狭く考えると、資格のある看護師によるものが看護である。保健師助産師看護師法第5条によれば、「看護師とは、厚生労働大臣の免許を受けて、傷病者若しくはじよく婦に対する療養上の世話又は診療の補助を行うことを業とする者をいう」とされている。

　看護の方法は援助である。すると、「環境を整える。人間関係を確立するプロセス。セルフケアの自立。社会適応を促す。ニードを満たす。苦難の意味づけ」など、様々な方法が考えられる。看護の対象は、人間（健康な人、病人、負傷者、障害のある人、子ども、老人、家族）、地域社会（『人間対人間の看護』[註17)]）、自然環境および政策（日本看護協会の「看護者の倫理綱領」[註18)]）が考えられる。

2) 看護観は「患者に提供する援助」を中心に書く

　「〜〜観」とは「見方、考え方、捉え方」の意味である。「看護観」といった場合、「看護の提供者」「患者に提供する援助」「看護の対象の範囲」の問題が含まれる。

　看護師が「看護観」を求められるのは、看護師が「患者にどんな看護を提供するのか」を明らかにするためである。看護を必要とする人は、看護師ではなく患者である。だから、患者を中心にして、どんな援助を提供するかを看護観に書く。

　オムツ一つ交換する時にも理論が先にある必要がある。寝たきりで自力排泄が可能な患者でも、オムツを着用させている施設でのオムツ交換の意味は人員削減や経費節約である。患者の生活の質がおろそかにされている。理論のない看護は患者を見失う。良い看護師が良い看護を行なうのではない。良い理論を持った看護師が良い看護を行なうのである。

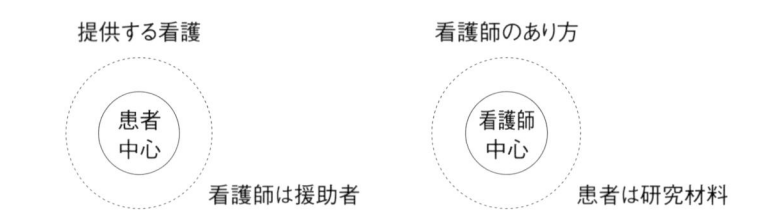

提供する看護　　　　　　　看護師のあり方

患者
中心

看護師
中心

看護師は援助者　　　　　患者は研究材料

3）看護師に必要な知性。態度・技術

　思いやりや優しさは人間の基本的な資質である。19世紀スイスの教育者ペスタロッチ[註19]は、人間の根本能力は、頭、胸、手で表れる、精神力、心情力、技術力とした。彼の教育の目的は、この三つの能力を発展させ、人間を一つの全体へと完成することである。

　看護は、看護師の冷静な頭脳と温かい心、熟練した手によって提供される。知性、思いやりの態度、技術は調和される必要がある。心に代表される態度や思いやり、優しさや笑顔は人間の基本的な資質である。

FOOTSTEP

達成感があった

　「書くことが楽しい」と感じたのは初めてのことである。今までは「避けて通りたい」と思いながら嫌々ながら書いてきた。しかし、この講義でトレーニングを受けたことによって変化が現れた。

　頭を抱え込むことが減り、書けるようになった。頭に浮かんだ言葉がスラスラと文字になった。「自分にもできるんだ。書けた」という達成感があった。

　報告書、看護記録、院内伝達文書作成の機会は増加している。せっかく身につけたスキルだから、これで終わりにしない。ぜひとも「文章力があるね」と言われたい。そんな意欲に燃えている。

（受講者の自己評価より）

　全人教育論[註20]では次のように考える。心は知性・情緒・意志から
なっている。これらは真・善・美の価値を求める。また、これは聖とい
う価値そのものである。この四つの普遍価値は、科学教育・道徳教育
芸術教育・宗教教育によって実現する。健康と経済はこれらを実現する
ための手段価値である。これは健康教育・社会教育によって実現する。
科学、道徳、芸術、宗教、健康、社会の価値の調和した人間を目指す。

看護師に必要な人間性

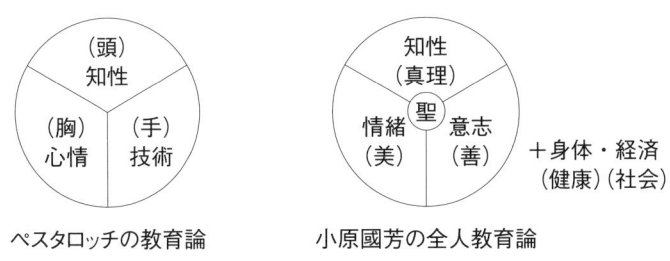

ペスタロッチの教育論　　　　小原國芳の全人教育論

練習課題

1. 私の看護観（原稿用紙2枚。常体文）

　「看護観」は講習会や研修会に参加するための課題として出題されま
す。内容を充実させるためには、題・副題・第1文・体験・引用・看護
師の役割で構成すると良いでしょう。「第1文の後に理由を加える。体
験を複数書く」などがポイントです。

　出題の意図；

　　これまでのような「要約」を書く必要はありません。「私の看護観は……」と書
き出して、この説明を加えます。これが「要約」の部分に当たります。もちろん「あ
とがき」も書きません。ところで、看護観が「ない」とか「見つからない」という
考え方は、看護観に対して否定的な主張です。看護観は、看護師の体験から創り
出される肯定的な理論です。

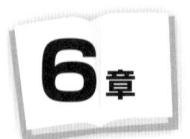 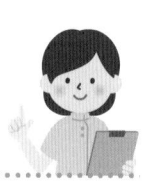

6章 看護研究と事例研究

1. 看護研究と文章力

看護研究執筆に取り組むと文章力が1ランク上がる。感想文（作文）から論文へとステップアップする。

1）看護研究の概念と対象

実践科学における看護研究は看護問題を改善あるいは解決する方法を研究するものである。これは広義の概念である。狭義の概念で説明すると、事例研究、調査研究、実験研究、技術研究、歴史研究、理論研究、法令研究、倫理研究、文献研究、その他に分けられる。研究対象は以下のものが考えられる。

1. 未だ文献に報告されていない、特殊と考えられる事例
2. 従来からいわれている理論を肯定すると考えられる事例
3. 従来からいわれている理論を否定すると考えられる事例
4. 新しい看護技法、開発した看護用具の経験事例
5. 実態調査や分析的研究を計画する上で、適切な調査項目を決めるための情報源として選んだ事例（予備調査、パイロットスタディ）

（『看護研究への招待』[註21]　緒方昭著、金芳堂　参照）

看護理論。看護歴史。看護教育。卒後教育。生涯教育。

患者教育；病気の知識、自己管理

看護師；研修教育、健康管理、精神衛生、対人関係、新人教育、接遇、喫煙、肥満、苦手意識（文章・統計・コンピュータ・外国語）

看護技術；医療機器、治療技術、静脈注射（新人の練習）

地域社会；講演会、健康祭、検診会、啓蒙活動（感染症・結核）

病院設備；患者の回復に及ぼす病室に入る日光や景色の問題

自然環境；医療廃棄物の処理　医療政策；患者の社会的入院の問題

薬物管理；劇物の安全管理　医療事故；与薬や処置のミス防止

個人情報保護；情報の悪用防止　危機管理；緊急時の態勢の問題

看護法令；法令の問題。法令は改正され、変化している。

看護倫理；守秘義務、法令順守　看護観；患者に提供する看護の研究

2）研究の独創性

研究は独創である。ただし、研究の成果が人々の幸福と平和に寄与するものが高く評価される。独創のレベルは次のように考えられる。

1. **個人レベルの独創**；個人が知らなかった問題を研究して解決する。既に広く知られている問題や、知識、真理などを研究する。世界中のどこにも同じ人はいない。その個人にとってこの研究は独創である。

2. **施設レベルの独創**；ある病棟あるいは病院で、気づかなかった問題があったが、問題を研究して解決した。既に知られている事実でも、その病棟ないし施設は世界中のどこにもない。この研究は独創である。

3. **国内レベルの独創**；ある個人やチームが行なったある研究が、その国の中では誰も研究したことのないテーマであり、理論の発見であった。この研究は独創である。

4. **世界レベルの独創**；世界中で誰も知らなかった理論や事実を発見した。この研究は世界的な独創である。

5. **ノーベル賞が与えられる独創**；世界的な独創研究の中から、毎年、物理学、化学、生理学医学、文学、平和事業、経済学の分野で貢献した人にノーベル賞が贈られる。

研究は独創的であることが求められる。しかし、常に世界的な独創である必要はない。研究は個人の独創から始まる。千里の道も一歩からである。そして、病棟や施設レベルの研究に取り組み、文章力を鍛える。

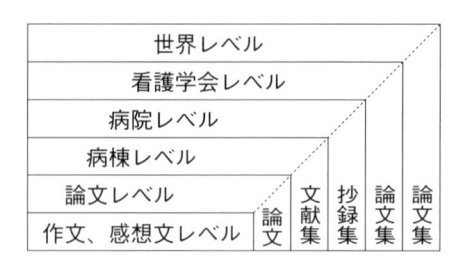

			論文	文献集	抄録集	論文集	論文集
世界レベル							
看護学会レベル							
病院レベル							
病棟レベル							
論文レベル							
作文、感想文レベル							

3）感想文から論文へ個人レベルを引き上げる

　看護学校を卒業しても、論文の正しい書き方を知らない看護師が多い。本書では、まず、個人レベルで作文から論文へのステップアップを目標にしている。事例研究での「……を再認識することになった」「……になっていると思う」「……学んだ」「……患者の回復に感激している」「……指導に生かしていきたい」は、感想文（作文）であって、論文ではない。これではレベルが低い。論文は、問題や課題を明らかにして、仮説を設定し、実践して解決し、結論を出すものである。結論は「……有効である」か「……無効である」のどちらかである。こうして、看護師個人が論文を執筆する知識を増やし、執筆技術を向上させる。これは、文章力を向上させるための一つの関門である。

2．事例研究（ケーススタディ）

　この場合の事例には、1事例、1事象、1集団が含まれている。「臨床看護における事例研究は、看護を受ける人（傷病人や褥婦など）の生活上の問題を解決するために有効な援助を研究するものである」と定義する。この書き方は『看護学生のためのレポート・論文の書き方』（髙谷修著、金芳堂刊）にも書いてある。

　また、事例研究は、患者ができないことをできるようにすること、すなわち、患者に行動の変容を求めるものである。しかし、患者はそれまでの生きてきた経験があるので、新しい方法や習慣を受け入れ変化することは困難なことである。例を挙げる。

①受容：病気、障害、死、新知識、新技術

②修正：誤知識、誤習慣

③行動の変容：喫煙、飲酒、薬物

④意欲の引き出し：リハビリテーション、生きる意欲、自己管理能力の向上、自分の力の信頼、苦難の意味の発見

1）研究開始前の注意点

（1）許可と同意を得る

病院に倫理委員会が設置されている場合は、まず研究の許可を得る。次に、研究対象者に説明して承諾を得る。

（2）患者の個人情報を保護する

患者の氏名は A 氏、B 氏などと匿名にする。「真〇子」「〇一郎」などは、個人を特定できる可能性があるので使わない。居住地も C 市、D 町とする。入院経歴の病院名も E 病院、F 医院などとする。

2）題の付け方

（1）題には、本題と副題を付ける

本題は「〜〜のある……患者の看護」と、患者の問題点と疾患名を付ける。こうして、この論文の主題が患者の問題解決であることを明らかにする。副題は「・・の援助を行なって」と、この問題を解決するために行なった援助について書く。本題は患者に関する内容を書き、副題には看護師が実践した内容を書く。

例：自閉傾向のある統合失調症患者の看護

――自己表現を支える援助を行なって――

（2）題には「……学んだこと」は使わない

「学んだ」という表現は極めて主観的な記述である。次の表現は、看護師が学んだという主観的記述であり、看護師中心の研究である。

例：リハビリ意欲のないリウマチ患者の看護を通して学んだこと

69

```
                          客観的・患者中心
        主観的・看護師中心
```

人間は幼児の自己中心性から成長発達し、成人して他者中心性との調和を図るようになる。また、青年はモラトリアム（猶予）の時代を通って人格が成熟する。そして円熟していく。自己中心性を克服しなければ、看護師が他者中心的な論文を書くことは不可能である。

次の例は、研究の第一目的が患者の問題解決ではなく、看護師の技術や理論である。患者を研究材料にした看護師中心の研究である。

残存機能を生かす援助技術の研究（看護師の研究が主題）
　— リハビリ意欲のないリウマチ患者を通して —（患者は研究材料）

これを（1）の方法で書き替えると患者中心の研究となる。

リハビリ意欲のないリウマチ患者の看護（患者の問題解決が主題）
　— 残存機能を生かした援助を実践して —（看護師は援助者）

筆者は重症筋無力症の治療で大学病院に入院したことがある。大学病院は医師養成機関でもある。ベッドには医学生達が連日訪れた。病歴や症状の問診をしたり、筋力を測定したり、眼球の動きを調べたりした。筆者は医師が初診の重症筋無力症患者を診察した時に、正しく診断できるようになってほしいと考えている。

「大学病院に入院すると、モルモット（研究材料）にされる」と言う人は多い。「病気を診て、患者を診ない」という治療では、患者の問題解決ではなく、医師の研究が第一目的である。看護学においても技術を高めることが第一目的では良くない。看護学や医学を研究する第一目的は、人の助けとなり、心の支えとなるためである。

「〜〜の研究」という題も患者の助けになるように工夫すれば使える。

統合失調症患者の抱える自閉傾向を改善する方法の研究
　　　——自己表現を支える援助を試みて——

リウマチ患者のリハビリ意欲が低下した問題を解決する方法の研究
　　　──残存機能を生かした援助を実践して──
胃癌患者のターミナル期にある不安を軽減する方法の研究
　　　──心の支えとなる援助を行なって──

3)「はじめに」には、研究全体の要約を書く

　一般的な論文の書き方では、「はじめに」の部分は、研究の意義や目的、動機などを書く。しかし、筆者は、研究の意義などを含めて研究全体の要約を書くことを勧める。まず、何を書くか500字程度で要約する。これは「抄録」としても利用できる。

序論①研究の動機や目的（1文で簡潔に書く）
本論②患者の紹介（患者の疾病と問題）
　　　③問題解決のために看護師が行なった援助
　　　（患者の到達目標と看護師の援助目標）
　　　④その結果、患者にどんな結果がもたらされたか。
　　　　　良い結果になった。変化がなかった。悪い結果になった。
　　　　　ここまで書けば、ケースレポート（事例報告）である。
結論⑤行なった援助の有効性。有効性が証明できれば、良い事例研究
　　　（ケーススタディ）となる。

　結論の書き方は患者の結果によって次の三つに分けられる。
　①良い結果　　　→行なった援助は有効であった。
　②変化がなかった→行なった援助は有効か無効かわからない。追究を
　　　　　　　　　　続ける必要がある。
　③悪い結果　　　→行なった援助は無効であった。仮説（目標）と実
　　　　　　　　　　践を修正して研究を続ける必要がある。
　結論を書く時には、「～～行なった援助は……」を主語にするように気を付ける。この理由は、有効な援助方法の研究が目的だからである。

4）要約の留意点

（1）この研究は仮説（目標）である

結論で有効性が証明できても事例が1例だけなので仮説である。理論とすることはできない。しかし、仮説でも理論となる可能性はある。心理学者ピアジェは自分の子どもの成長を観察して「子どもには発達段階がある」ことを説明した。これは証明されていないのに世界中の人々が正しい理論だと信頼している。

（2）「はじめに」には引用文を入れない

「はじめに」に引用文を入れると、研究者の顔が見えなくなってしまう。読者は「引用された人の論文」を読まされるような感じを受ける。この部分には引用文を入れない。まず、自分の研究の概略を述べる。考察の部分で引用して対比する。

（3）「……ので報告する」は不要

看護師の研究論文には「……の結果を得たので報告する」と付け加えたものがある。「もし結果を得なかったら報告しないのか」と、読者は疑問が湧く。問題解決のプロセスにおいては、これらは不要である。みんなが書いているから真似しているだけという余分な付け足しである。院内研究では「筆者の研究では、……は無効であった」という結果も発表できる。失敗した研究にも価値がある。この研究にいかなる修正を加えるべきか、後に続く研究者の参考になる。

（4）疾患名を看護研究の対象にしない

患者を看護研究の対象にする。「パーキンソン病の看護」は「パーキンソン病患者の看護」と書く。パーキンソン病は抽象概念である。パーキンソン病の所へ行って検温し血圧を測定することは不可能である。医師は疾患の治療研究をする。しかし、看護師は患者を看護する。「乳房切除後の患側上肢の機能訓練」は不可能である。「乳房切除後患者の患側上肢機能訓練」は可能である。「老年期の看護」も不可能である。看護師が看護するのは「老年期患者」である。以下も同じである。

「不眠への援助」　　　　　→不眠を訴える患者への援助

「褥瘡ケア」　　　　　　　→褥瘡患者のケア

「不安への援助」　　　　　→不安を訴える患者への援助

「虫歯のリスクをケアする」→リスクのある虫歯をケアする。リスク（危険）をケア（世話）すると、虫歯はひどくなる。

(5)「はじめに」の要約例

①服薬したことを忘れる認知症患者の看護
　　　　　　——服薬確認の援助を行なって——

　筆者は、服薬したことを忘れる認知症患者に有効な援助を課題に研究を行なった。A 氏は認知症の進行とともに、服薬したことを忘れ、何度も「薬を飲んでいない」と、看護師に迫っていた。

　筆者はまず、服薬チェック表を作った。そして薬を飲んだら本人がサインして、安心感を持つという目標を設定した。A 氏は初めのうちは、服薬の時にサインしていた。これが有効であると思われた。しかしある日、「これは私の字ではない。誰かがマネをして書いたものだから、まだ飲んでいない」と言い出した。そこで、筆者は、服薬後の空き袋を横に綴じるように指導した。A 氏は空き袋をチェック表の横に綴じた。

　その結果、A 氏は服薬したことを忘れても、空き袋があるため、安心した表情が増えた。これらのことから、行なった援助は効果があったと考えられる。

②無為と自閉傾向にある統合失調症患者の看護
　　　　　　——看護師の方から自己開示を行なって——

　本研究の目的は、ほとんどの時間を臥床で過ごしている統合失調症患者に有効な援助方法の研究である。

　A 氏（60 歳の男性）は統合失調症で 12 年間入院していた。食事、風呂、トイレ以外はほとんどの時間を臥床で過ごしていた。話しかけても首を縦か横に振るのみの返答で、時折、返事がみられない時もあった。

　筆者は「食事やトイレ、風呂以外でも起床し活動できるようになる。

言葉での返事が行なえるようになる」を目標に援助を行なった。最初は、A氏のことを尋ねると、ほとんど黙り込み、自身を閉ざしてしまった。A氏に対し、筆者は自分の幼少の頃の写真を見せたり、自分のことを話して、自己開示を行なった。A氏は筆者が話すのを断ることはなかった。

やがて、A氏は筆者の写真に興味を持ち、次第に自分の幼少の頃の話をするようになった。また、A氏の趣味は囲碁だとわかったので、筆者は囲碁に誘った。やがて、一緒に囲碁をする時間を持つことができるようになった。

これらのことから、無為と自閉傾向にある統合失調症患者に対して、看護師の方から自己開示していくアプローチは有効であると言える。

（これらには、「学んだ」「思った」「報告する」などの感想文的な用語は入る余地がない）

③ターミナル期にある胃癌患者の看護
——心の支えとなる援助を行なって——

本研究の目的は、ターミナル期にある癌患者の不安を和らげる方法の探究である。筆者は、胃癌で肝臓に転移のあるターミナル（終末）期のT氏を受け持った。T氏は心窩部痛、嘔気、嘔吐、胃重感を訴え、食事がほとんどできない状態にあった。症状の悪化に伴い、不安な言動が見られ、また家族と連絡がとれず、寂しさを表出するようになった。

筆者は、T氏が嘔吐する時は側に付き添い、背部をさすり、声をかけた。不安や寂しさを表出した時には、T氏の側にいて手を握り「そばにいますよ。安心してください」と声をかけるように努めた。

その結果、T氏は「あんたの手はあったかいなあ。人の手はこんなにあったかくて、安らぐもんなんやな。ありがとう」と言いながら、笑顔で手を握り返した。

ターミナル期にある患者の抱えている不安や寂しさに気づき、温かく優しい気持ちを持って患者に接する援助は、患者に安らぎを与え、心の支えになるのである。

3. 調査研究（リサーチ）

　調査研究は問題について統計手法を用いるのが特徴である。結果の分析方法には平均、百分率、検定がある。調査結果に基づいて、問題を明らかにし、何らかの改善を提案する。

1）調査研究の種類

　(1) 組織の体制（システム）を調査して問題の有無を明らかにする。

　(2) 施設設備を調査・分析し、問題の有無を明らかにする。

　(3) 人の意識を調査して問題の有無を明らかにする。

　どちらも、問題を発見した場合は、その解決策を提案する。そして問題の改善に貢献する。

2）調査の方法

　(1) 施設や設備を写真に撮るなど調査し、分析する。

　(2) 人に対して、アンケート用紙に回答の記入を依頼し、回収し、集計して、分析する。用紙の配布には、聞き取り、手渡し、面接、電話、郵送などがある。

3）職員を対象にした調査の例

　(1) 感染予防に対する意識調査

　(2) 新人看護師を指導する看護師のストレス調査

　(3) 看護師の手荒れの実態調査

　(4) 増加する人工呼吸器とスタッフの意識調査

　(5) 看護師の喫煙調査

　(6) スタッフの接遇意識の調査

　(7) 文章を書く苦手意識調査

4）患者・家族を対象にした調査の例

（1）入院患者の手洗いに関する実態と意識調査

（2）在宅で介護する家族支援のあり方の意識調査

（3）利用者の食事の満足度調査

（4）市民の肥満度と健康維持に必要な公園や施設の整備状況、テレビの視聴時間、ハンバーガー店などの数といった肥満に影響を与える条件の多角的調査

アメリカでは、シカゴが全米でトップの肥満都市である。シカゴ市民は 10 人中 6 人が太り過ぎで、充分な運動をしていない。最も健康度の高い都市はボルティモアで、一人当たりのジャンクフードの店数が平均値の半分で、公園などが充実している（『京都新聞』2006 年 1 月 9 日）。

（5）肝癌以外の肝疾患の患者数調査

厚生労働省の「患者調査」によれば、肝癌以外の肝疾患の患者数が半減した。これに伴って医療費が半減した（『京都新聞』2006 年 1 月 17 日）。患者；93 年；74 万人 → 02 年；35 万人。医療費；93 年；6,428 億円 → 02 年；3,061 億円。病院の患者の変化を調査して比較する。

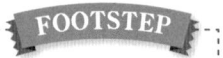

苦手意識が無くなった

　今回の講座で、書くことの苦手意識が少し無くなった。今まで教えられてきた「起承転結で書かなくてもよい」というだけで気持ちが楽になった。どれが「起」で、どれが「承」かもわからなかったので、書き始めることができなかった。それが、三分節法を学び、結論を初めから書いても良いと知ったので、取りあえず書き始めることができた。

　今後、看護の場面で書く際には、患者が物ではなく、人であることを常に念頭に置いて書く指導を行なおうと思う。

　私の身辺にも、文章を書くのが苦手な人が多くいる。その人達も、私のように苦手意識を無くしてもらえるように、この学びを伝えることが課題である。

（受講者の自己評価より）

5) 平均値と百分率の発表でも研究の価値がある

　平均値や百分率だけの研究結果でも、ある病院内での実態を初めて明らかにしたことに価値がある。また、この研究結果は次に研究する人々にとって、年度毎の変化を比較する貴重な資料ともなる。得られた結果を他の研究結果と比較すると、結果が特殊か標準かわかる。そこから、問題を提起できる。例えば、職員の喫煙率を調査して、結果を全国統計と比較する。そして、違いを分析する。喫煙率が高い場合、その要因を調べる。

　統計の検定は全国値（一般的な値）を推計して比べる。統計によって得られた一般的な値は、意識調査であれば回答者の嘘つき率と個人差がある。また、母集団から標本集団を抽出する際の誤差もある。だから、統計の検定は、未知の数値を推計しているだけなので、複雑な計算をしても絶対的なものではない。検定を行なっても推計にすぎない。

　症例（標本）数が少なければ、調査結果（平均値や百分率）の信頼度は低くなる。t 検定を行なって信頼できる結果が得られる症例数は120以上である。しかし、10 例の研究でも参考資料になる。

　t 検定や χ^2（カイ）検定などが苦手な人は、まず平均値と百分率の研究調査に取り組む。こうして文章力を鍛える。

6) t 検定、χ^2 検定、相関分析、重回帰分析を使う

　t 検定は二つの集団の体重や身長などの平均値の差を見る。

　χ^2 検定は二つの集団で肥満などの頻度（出現率）を調べる。

　相関分析は二つの指標の間の相関を調べる。老人医療費と病院数の相関関係を調査すると、人口 10 万人対病院数の多い県では一人当たり老人医療費が高い。重回帰分析は三つの指標の間の相関を調べる。相関分析に診療所を加えて調べると、病院が多くても診療所が少ない県は一人当たり老人医療費が低い（『自由自在の研究論文』[註22] 安西将也　参照）。多変量解析は、複数の指標の間の相関を調べる。

4. 実験研究

実験とは、理論や仮説が正しいかどうかを、一定の条件を設定して確かめることである。これは仮説の真偽を判定する作業である。仮説の検証結果は、真、偽、不明のどれかである。

仮説は真である。推測した仮説は正しかった。

仮説は偽である。仮説は正しくなかった。さらに研究する必要がある。

仮説の真偽は不明である。症例数を増やすか、検証方法を変える必要がある。

実験の例 1

仮説；歯ブラシによる歯磨きによって歯垢が除去できる。

まず計画を立てる。仮説を証明するために、歯ブラシによる歯磨き後に染色剤を使って歯垢の除去状態を調べる。これには評価の基準を作って測定する。評価の基準作成は研究を成功させる上で重要な作業である。また、写真に撮って資料にする。実験の協力者を募って実施する。

上下左右の大臼歯 3 本、小臼歯 2 本、犬歯、側切歯、中切歯の 32 本の歯垢除去の状態を次のように点数化して測定する。

　　1：完全に除去　　2：1/4 以下残った　　3：半分残った

　　4：3/4 残った　　5：完全に残った

結果の成績を左右する要因は次のものが考えられる。

　　　歯磨きに要する時間　　歯ブラシのかたさ　　性別の違い　　年代の違い

　　　歯並びの良さ　　　　　歯の位置の違い　　　歯間ブラシの併用

最後に仮説の正しさを評価する。

実験の例 2

仮説；朝起きた時に 180cc の冷水を飲むと便秘が解消する。

朝起きた時に冷たい 1 杯の水を飲むことは、便秘解消に効果があるという文献がある。しかし、1 杯の水の明確な量が示されていなかった。

そこで、実験に協力を依頼して、90cc、180cc、270cc などで実験して確かめる。この場合も、年齢、性別など個人による誤差を考慮する。症例数は 10 人程度でも、結果は参考資料となる。

1. 普段より排便が改善した
2. 腸蠕動音の回数が増加した
3. 排便回数が増えた
4. 便の性状が軟化した
5. 排便時、弱い怒責に移行した
6. 毎日一定の時間に排便があるようになった

測定尺度を次のように作る。すると効果を点数で測定できる。

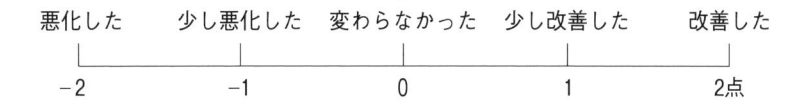

実験の例 3

　仮説；「被験者が禁煙すると、安静時のバイタルサイン（体温、血圧、脈拍、呼吸数、経皮的酸素飽和度 SpO_2）および、スパイロメーター測定値の異常な数値が正常に戻る」と、アメリカ肺がん協会は「禁煙後の身体変化」の研究結果を発表している。

　喫煙者の中から、被験者を依頼する。1 日当たりの喫煙本数、タバコの種類、個人差による検査値の誤差を考慮する。

　①禁煙開始前と、開始後 20 分、8 時間、24 時間、48 時間、1 カ月、2 カ月、3 カ月のバイタルサインとスパイロメーター測定値を比較する。

　②喫煙中、禁煙 72 時間後、2 週間後、3 カ月後に踏み台昇降を行ない、その後 3 分おきにバイタルサインを 30 分間測定する。結果を比較して分析する。

5. その他の研究

1) 看護技術研究

　医療器具の開発により、看護技術は日々進歩している。機器では、人工呼吸器、パソコン（パーソナルコンピュータ）が一般化した。コーチング（指導訓練）も新しい技術である。日常の援助行為における一つひとつの工夫は技術である。

2) 看護歴史研究

　欧米の看護歴史ばかりでなく、日本の看護歴史も研究テーマになる。さらに、居住地の看護の歴史も研究テーマになる。県、市、町の「……史誌」などを文献にして、地方の看護の歴史や病院の看護の歴史を研究する。あるいは、看護に携わった人々を訪ね歩いて聞いてまとめる。

3) 看護法令研究

　看護に関する法令も研究テーマになる。保健師助産師看護師法以外に、医療法にも看護師の責務が定められている。刑法には秘密漏示が法律違反であることが明記されている。刑事訴訟法では、他人の秘密に関するものについては、裁判所で看護師が証言を拒むことができると保証されている。看護業務に関する法令以外に、政令（内閣が制定する命令）、省令（厚生労働大臣が発する命令）、条例（地方自治体が制定した法）がある。准看護師試験は都道府県が実施する。厚生労働省は准看護師制度を廃止する方針である。准看護師を看護師へ移行するために看護師の通信教育制度を始めた。高等学校にあった衛生看護科がほとんど廃止されている。それが看護専攻科となり看護師養成を実施している。

　児童虐待防止法、個人情報保護法、高齢者虐待防止法がある。これらが現在の職場でどのように適用されているかを研究する。

4）看護倫理研究

　看護には、生命倫理（脳死、臓器移植、尊厳死、安楽死、生殖医療）、看護研究における倫理、業務倫理、その他がある。2005年10月、国際連合教育科学文化機関（ユネスコ）は「生命倫理と人権に関する世界宣言」を発表した。看護倫理も研究テーマになる。

　日本社会は、倫理が頽廃（たいはい）している。若者の間には、借りたままにして返さない「借りパク」が蔓延している。看護師は何を倫理基準としているかを調査する。調査自体が啓蒙活動になる。

5）看護文献研究

　看護研究には、既に多くの先行研究がある。それが雑誌、書籍、学会誌などに発表されている。あるテーマの研究がどのように変遷してきたかを研究論文としてまとめると、後世の人への価値ある資料となる。図書館も利用できる。また、院内研究の抄録集も貴重な資料である。初心者は、まず院内レベルの研究にチャレンジする。

[練習課題]

1.　本書の例に倣って、事例研究の要約を書く。

　看護学校や職場で書いたあなたの事例研究から、感想文的な要素や欠点を全て排除して、論文として完成することを意図しています。こうして、看護研究へ進みます。全体構成は10章の例文を参照してください。

2.　文章を書く思いの変化（途中評価）

　要約を「6章まで進んだので、途中評価する。目標への到達度を確かめ、目標と実践の妥当性を評価する」のように書きます。1段目に問題と目標、2段目に、目標への到達度を書きます。3段目に、目標の修正と実践方法の改善について考察します。仕上げに「あとがき」を添えます。

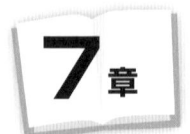 

7章 不適切な専門用語

　体位交換（体交）、熱発、中心静脈栄養は看護の論文に不適切な用語である。これらを不用意に使っては文章力は育たない。また、不適切な専門用語が多数ある。これらを見分ける能力が文章力を育てる。

1. 三大誤語（体位交換、熱発、中心静脈栄養）

1)「体位交換」（体交）は論文に使用しない

　抽象的な概念である体位は交換できない。正しくは「変換する」である。パソコンでは平仮名を入力して漢字に変換する。抽象的概念である側臥位を倉庫から運んで来て、仰臥位に交換することはできない。交換は具象的な概念の物に使用する。日本語では「交換」は「部品を交換する」など「物」に対して使う。体位交換は「人間を物扱いした表現」である。さらに体交には変な意味がある。

　1945 年の敗戦後、看護学がアメリカから入ってきた。その時、看護学校のテキストには changing position が体位交換と訳された。その後、訳者が誤訳に気づいた。そして、体位変換に訂正された。しかし、医療現場では変換されずに使われている。英語の changing は交換、変換、取替、両替、変貌、変更、着替、変動、変遷、乗換、交替、移動、置換など広い意味がある。英語の概念では、抽象と具象を区別しないことと人の物扱いは、何ら問題にならない。

　これに対して日本語はやかましく使い分ける。体変もよくない。体に変化が生じたことになる。大変(たいへん)とも聞こえる。体向もよくない。ベッドの向きを変えるだけという意味もある。「退行」とも聞こえる。体

転では、まるで物を転がすようである。これは日本語の問題である。

「体位変換」が褥瘡の予防と治療、安楽を意味する専門用語である。

2)「熱発」は論文に不適切な用語

看護学テキストの執筆者達は「熱発は不適切な用語である」と判断している。から「熱発」を使わない。ところが、医療現場ではこれが使用されている。そのために、看護師は論文執筆時にも安易に使う傾向がある。これでは、文章力どころではない。せっかくの論文を台無しにしてしまう。同じような、原発、始発、再発、開発などは「物」や「事」に対して使われる。そのために、「熱発」は人間を物扱いした表現である。論文でこのような配慮のない不適切な用語を使う人は、看護においても同じ業務をするだろう。これも日本語の問題である。

3)「中心静脈栄養」は看護の論文に不適切な用語

「中心静脈栄養」は「医療保険の専門用語」である。病棟で IVH が行なわれると、医事課の事務員は「中心静脈栄養」として算定し、診療報酬支払基金に代金を請求する。

IVH は intravenous hyperalimentation（静脈内高カロリー輸液または経静脈高栄養療法）の略語である。これは、intra；〜の中に、venous；静脈、hyper；高濃度の、alimentation；栄養摂取という意味である。IVH には「中心」の意味がない。また、中心静脈栄養には、「高濃度の」の意味がない。これらのことから、IVH ＝中心静脈栄養と考えることは学問的に誤りである。欧米には CVH（centralvenous alimentation；中心静脈栄養）があるが、日本では一般的ではない。

看護師は医療保険の専門用語を看護学の専門用語として誤用している。「中心静脈栄養」は看護学の専門用語ではないから、看護学の論文には使うことは不適切である。ただし、「在宅中心静脈栄養療法」は治療方法の一つなので使用可能である。

2. 四大不快語（指摘、対象、コンプライアンス、指示）

1)「〜〜病を指摘された患者」は不快な表現

　指摘という言葉は「間違いを指摘する」のように、否定的な場面に使うことが多い。そのために、指摘するのを避けるものである。医師は患者に病気を指摘ではなく説明する。ところが、看護師は、医師や患者の立場からではなく、「〜〜病を指摘された患者を受け持った」と、患者を他人事（たにんごと）のように傍観者の立場で見た表現をしていることがある。

　これでは、ナイチンゲールのいう「自分は決して感じたことのない他人の感情のただ中へ自己を投入する」看護は不可能である。これを「〜〜病を発症した患者を」と書けば、「看護師は病人とともに病気に立ち向かう」という意味になる。これが患者の心に寄り添う看護である。

　筆者は5歳の時に重症筋無力症を発症し、自然寛解した。20歳過ぎに再発し、その時に医師が診断した。「重症筋無力症を指摘された患者」という看護師は、筆者の5歳の時から20歳までの複視や筋力の弱い苦しみを見落としている。一方、「重症筋無力症を発症した患者」という看護師は、筆者の辛い15年間を理解している。

2)「対象を理解する」は、人を物扱いした不快な表現

　「看護を受ける人」を指した、「対象」は不快な表現である。

(1)「対象」subject の誤用

　「対象」が誤用されている。しかし、これを使用する人は誤用であることに気づいていない。「看護を受ける人」を指して「対象」を使用しているのだが、これは誤用である。例えば次のようなものがある。教員が、「対象を観察する」「対象に提供する」と言う。学生は「対象と会話する」「対象が涙を流した」とレポートに書く。

　Subject 対象は、認識者が認識する全ての存在を意味する。「対象が涙を流した」という「対象」には、ペットの犬の可能性も含まれる。だから、これらは間違った表現である。

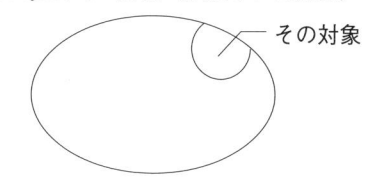

subject 対象（全ての存在）　　the subject その対象（限定された対象）

その対象

(2)「その対象」the subject の誤用

「その対象」（限定された対象）という表現であれば、「看護を受ける人」という意味を表すことが可能であるかのようにみえるが、これも誤りである。「対象」と「その対象」は、どちらも抽象概念である。我々が、抽象概念を理解したり観察したりすることは可能である。しかし、抽象概念に看護を提供することは不可能である。また、抽象概念が、涙を流すことはありえない。抽象概念と対話することも不可能である。これはほかのものに譬えてみれば、空にかかる虹に看護を提供したり、虹が涙を流したり、虹に足をかけて歩くようなものである。ゆえに「看護を受ける人」を表すために用いる定冠詞をつけた the subject という英語表現が概念的に誤りである。

(3)「対象」は「看護を受ける人」だけに限定されない

ある教科書に「対象とは、患者・家族・産婦・褥婦などである」と定義してあった。対象は全ての存在を表すものとして既に定義されているのだから、再定義は誤りである。2011 年の改訂でこれが削除され、「医療を受ける人」「看護を受ける人」「患者」などに変えられた。

(4)「クライアント」（世話を受ける人、依頼人、顧客）も不完全

看護の対象者は、健康人、傷病者、産婦、家族などである。「患者」では看護の対象者を全部表せない。ナイジェル・リーズ[註23]によれば、英国医療制度では patients（患者）はいない。client（クライアント）を使用している。英語ではカスタマー（顧客）とクライアントを分ける。しかし日本語ではどちらも顧客になる。ナイチンゲールは patients と言った。アブデラ、ニューマン、ゴードンらは client と著書に書いてい

る。Client は問題を医師や専門家に投げかける能動的参加者である。しかしクライアントに対応した日本語がない。

(5)「対象者」も誤り

「看護の対象者」という表現は正しい。しかしこれを短縮した「対象者」は誤りである。奨学金の対象者、受講の対象者など多くの対象者の意味がある。「対象者」は看護を受ける人だけに限定されない。

(6)「看護を受ける人」

アメリカでは、『It（それ）と呼ばれた子[註24]』がベストセラーになっている。この子は 5 歳から 11 歳まで、母親に David や you とも my son とも呼ばれなかった。英語にも It という「物扱い」の概念がある。

もしも、「対象」という使用が正しいとすると、「対象様のお呼び出しを申し上げます」という院内放送がありそうなものだが、これは聞かれることがない。「対象」と呼ばれることは物扱いの不快な感じを受ける。

以上の考察から、次のように勧める。看護を受ける人は、抽象でも物でもなく、人である。だから「看護を受ける人」「医療を受ける人」と書く。必要なら、患者、妊婦、産婦、褥婦、患児などを使う。

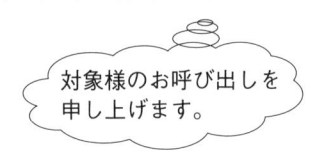

対象様のお呼び出しを
申し上げます。

3) コンプライアンスは患者に服従を求める不快な表現

(1) Compliance（服従）には、盲目的服従と納得した服従がある

Compliance は、服従、順守、応諾、従順の意味がある。専制君主は市民に compliance（服従）を求める。市民の意思を無視して命令を出し、支配する。これを権威主義という。これに対し、民主主義社会では、意思を尊重したうえで、市民に秩序の維持と平和のために「法」に対する compliance を求める。市民は納得して順守する。

(2) Compliance（服従）は、医療従事者も求められる

医療法と保健師助産師看護師法には、資格がなければ行なってはならない業務内容を規定してある。看護師にも法令順守の義務がある。

（3）Compliance の誤った使用

コンプライアンスを翻訳した時、不自然な日本語になる場合は、compliance の誤った使い方である。「患者の機器使用のコンプライアンスを高める」は「機器使用の順守を高める」となり、正しい日本語にならない。執筆者の表したいことは「機器の管理能力を高める」である。「残薬状態から、患者のノンコンプライアンスが発覚した」は「患者の不従順が発覚した」となる。この執筆者の表したいことは「服薬を自分で管理できないことが発覚した」の意味である。「ノンコンプライアンスの患者」は「不従順の患者」となる。看護師と患者の関係は「支配－服従」ではありえず、尊敬関係が望ましい。

（4）Compliance の正しい使い方

看護診断で使われるコンプライアンスは、患者の応諾性の意味である。患者の意思を尊重する collaboration（共同）や therapeutic alliance（治療同盟）の考え方もある。「コンプライアンスを徹底する」を日本語にすると、「指示の順守を徹底する」である。また物理学用語で「弾性体の歪を生ずる度合い」の意味がある。Compliance with the law is expected of all. 法の順守は、あらゆる人が求められている。

4）「指示を入れる」は不快な表現

「患者に指示を入れる」「指示が入らない患者」という不快な表現が使われている。日本語文法では「入れる」は「物」に対してのみ使う。人格に対して「入れる」は使わない。人に対して、指示は「伝える」「説明する」などと表現する。「指示が入らない」というのは、「指示を理解できない」あるいは「指示を受け入れない」の意味である。

「患者に指示を入れる」という表現は「人の物件視」ないし「人の物件化」である。認知症が進んで意志表現が乏しくなった人、自分よりも弱い立

場にある人に対して使う傾向がある。「食事が入らない」も同様である。

　社会的に弱い立場の人の権利を擁護する、権利擁護（アドボカシー）という思想がある。弱者の立場に立った言葉遣いが求められる。

3. 三大避語（声かけ、してもらう、させる）

1）「声かけ」は曖昧なので避ける

　「声かけ」は「声をかける」が正しい。国語辞典にも載ってない曖昧な流行語である。医療の現場では、質問、かけ声、勧め、依頼、説明、意思伝達にも使用されている。しかし、これは、論文には不適切な用語である。語りかけた内容が説明ならば「説明した」と書くのが適切である。

　①個人的な癖として無意識に使う（不適切）。

　②職場でみんなが使っているから使う（不適切）。

　③患者への刺激を与える看護の一つの方法として使う。

　　もし「③」であるならば、意味が明らかな「声をかける」が正しい。

2）「……させる」は暴力的なので避ける

　「理解させる。気づかせる」などの表現がある。「させる」は使役の意味を表す。これは、別の言葉で表現すると「支配」「命令」することである。理解するのは本人である。理解を命令することはできない。命令に従って理解するものでもない。「患者が理解できるように教える」が正しい。「……させる」は一般的に使われているが、論文では相応しくない。文部科学省の『小学校学習指導要領』にも「……を考えさせる」の表現がある。これは「暴力的表現である」という批判がある。

3）「……してもらう」は主体性を否定するので避ける

　「患者に〜〜してもらった」という表現がある。これは、患者の行為によって看護者が利益を受けることである。論文ではこの表現は正しくない。「食べてもらった」という表現は、「看護師が介助した。患者が食

べた」と、主語述語を二つに分けて書く。

　患者は食事も外泊も自分のためにするものである。看護師のためにするのではない。看護師は患者ができないことを援助するのであるから、「〜〜してもらった」は正しくない。

　筆者は良い「ケーススタディ」を書くための基礎を説明している。しかし、受講者に「理解させる」ことはできない（もちろん欠席や遅刻、睡眠欠席を除いてだが……）。理解する主体は受講者である。筆者ができることは説明だけである。受講者が書き上げた論文は「書き上げてもらった」ものではない。「〜〜してもらった」という表現は正しくない。

4. 三大不適切語（断定、疑問文、文語）

1）断定した表現は論文に不適切

　唯一、絶対ということはありえないから、謙遜な表現にとどめる。

　　「唯一の良い方法である」　　→「良い方法の一つである」

　　「……最も良い方法である」→「……大変に良い方法である」

　　「……できるはずである」　　→「……できる可能性がある」

　　「……しなければならない」→「……する必要がある」

　　「……すべきである」　　　→「……する必要がある」

2）疑問文で放置した文章は論文に不適切

　推量文や疑問文で書いて放置すると主観的な主張で、独り善がりの論文になる。だからこれらを避ける。どうしても使いたい場合は、推量文や疑問文のすぐ後にその解答を書く。

　「だろう」は確定でも事実でもない。単なる推量であって、押しつけである。「ではないだろうか」と疑問文にするのは、言い切るには根拠がなく、自信がないからである。また、疑問文で書くとカッコイイと考えるのは誤解である。判断を読者に押しつけた無責任な表現である。これは「である」と判断を書く。断定した表現ができない時には曖昧な表現は使わず、自信

を持って言い切れることだけを書く。「良いかもしれない」は「良い方法の一つである」、「であろう」は「である」と肯定文で書く。

3) 文語体表現は論文に不適切

文語体の「……にて」「……るも」は論文には不適切である。「にて」は「によって」、「……するも」は「……したが」のように口語体で書く。

文語体は明治から大正、昭和時代（1946 年の現代仮名遣いに変更されるまで）に使用された文体である。その時代の教育を受けた人々が使った言葉を織り混ぜて使っている慣習がある。論文を書く時には文体を口語体で統一するという原則を守る。

文語体例；……するも。……知らぬなり。……をすべし。にあらず。
きよめ給はん。近づくことなからん。墨と筆とにて。

5. 省略文字を使用する場合の注意点

1) 外国語を省略して頭文字を使う場合

日本語、英語、頭文字の三段階で書く。これが論理的な手続きである。

生命の質（quality of life 以下 QOL と略す）。life には生命の他、人生、生活などの意味があるから、日本語だけを使用した方がより適切に執筆者の意図を表現できる。

英語の頭文字を表示しておくだけでは、読者がわからない。スペルを補足しておくと親切である。MG には myasthenia gravis（重症筋無力症）と magengeschwür（胃潰瘍）の意味がある。

集中治療病棟（ICU）、冠状動脈疾患集中治療病棟（CCU）

ICU は intensive care unit、CCU は coronary care unit、HCU は hospice care unit の略である。

2) アルファベット文字では短縮しても変な意味が出ない

アルファベットは表音文字である。短縮による三つの効果がある。

(1) 長い文字を短くすることによって、全体の文字数を減らす。

(2) 長い同じ言葉を繰り返し書くと読みにくい。読みやすく配慮する。

(3) 書き手の手間を省く。

3) 日本語は短縮すると変な意味が出る

　日本語の漢字は、表意文字のために短縮や省略を行なうと本来の意味とは違った、別の、しかも変な意味が出てくるものが多い。論文では漢字は書き手には手間になるが、短縮せずに書く。「書き手の手間を省く」だけを理由に短縮していると専門性を疎かにすることになる。事故やミスにもつながる。体交、腹満、心カテ、リハ、塩モヒ、その他の略語は論文に不適切な表現である。ただし、急患は救急患者の略だが意味が伝わる。

4)「IVH 挿入部消毒」は正しくない

　IVH は「輸液」である。輸液は液体であるから挿入は不可能である。正しくは、「IVH カテーテル挿入部消毒」である。このような表現上の問題点を訂正できると、文章力が 1 ランク上がる。

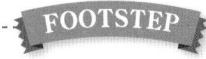

使用しない根拠を示す

　筆者の勤務する病棟においても「リハ出し」と、誤った言葉が使用されている。だから、病院全体として使用している場合には、カルテ委員会や記録委員会を通して改善する。

　誤った言葉は具体的に、なぜ使用してはならないかがわかるように明示していかなくてはならない。これまでは、この説明がなかった。だから、誤った用語は改善されなかったのだ。

　最新の教育を受けた新人看護師に「オヤッ」と思う言葉を使っていることがないか、話しやすい雰囲気の中で聞く。誰が見てもおかしくない記録を時代とともに問い続ける必要がある。

（受講者の自己評価より）

6. 専門用語使用上の注意点

(1) 標準用語、専門用語（術語）を使う。方言や俗語は使わない。ただしカッコでくくった会話文「……言わはりました」はそのままに書く。自分で勝手に用語を作らない。「？」や「！」も使わない。紛らわしい言葉を使う場合は、「註」を設けて欄外で補足する。

(2) ムンテラは「ムントテラピー」が正式なドイツ語である。これは医師からの病状説明である。現在、英語の informed consent（説明と同意）、informed choice（説明と選択）、informed decision（説明と意思決定）が使われている。医師は、患者への説明の後、同意書の提出を求めている。

　　ある病棟の看護記録に「ムンテラが行なわれた」と記述された。それを行なった医師が「私は同意も得ましたよ」と言った。その日以降、その病棟の看護記録からムンテラが消えた。

(3) 放治は「放射線治療」と書く。放置と聞こえる。

(4) 腹満は「腹部膨満」と書く。餡まん、肉まんと同じように聞こえる。

(5) 緊急 OP は、日本語で統一するという原則に従って「緊急オペ」「緊急手術」と書く。

(6) 段階が UP したは、日本語で統一するという原則に従って「段階がアップした」「段階が上がった」と書く。

(7) Pt は、日本語で統一するという原則に従って「患者」と書く。

(8) Ns は、日本語で統一するという原則に従って「看護師」と書く。患者（patient 以下 Pt と略す）。看護師（nurse 以下 Ns と略す）とするのは物扱いで冷たさを感じる。看護師は「ナース」も使える。2002 年 3 月 1 日に施行された保健師助産師看護師法により、看護婦から看護師に変更された。

(9) Dr は「医師」または「ドクター」と書くのが正しい。Dr は英語の用法では敬称として人名に付ける時に使う。ただし医師とは限らない。哲学博士、化学博士、生物学博士などなど、無数にある。

　　　　　例；Dr. Johnson ジョンソン博士（何の博士かわからない）

　論文を書くことは結婚式に参加するようなものである。略語を使った論文はGパンとTシャツで参加するようなものである。結婚式には正装して出席する。論文には、正式な専門用語を使うように心がける。

7．表記の問題
1）カタカナで表記するもの

　外国の人名（F・ナイチンゲール）、国名（アメリカ）、外来語（アルコール）、外国語を発音のまま書く時（レクリエーション、ベッド、データ）、擬態語（ニコニコ）、擬声語（ザアザア、ピヨピヨ）

2）単位の表記のしかた

　論文の提出先の指定に従う。記号（cm, g）で書く場合と、カタカナ（センチメートル。グラム）で書く場合がある。

3）本文の中では記号ではなく言葉で書く

　胸部X－Pの結果→X線写真。TVを見る→テレビ。Dルームで→「デイルーム」の略なのか、ABCのDなのかわからない。

4）自分で書いたものには責任を持つ

　検査データなど、自分で書いたものには責任を持ち、説明ができなければならない。そのために、欄外にそれらの補足説明を補う。

例；Hb=hemoglobin（ヘモグロビン血色素）、HCV=hepatitis C virus=C型肝炎ウイルス、GPT=glutamic pyruvic transaminase 肝細胞の障害の有無を推定する検査

8．その他に気を付ける表記
1）執筆者の人称は第三人称で書く

　一般的な文書では、第一人称の「私」と第二人称の「あなた」が使われ、論文では、第三人称の「筆者、本研究者」などが使われる。自分のことを「著者」と書くのは間違いである。著者は本を書き著した人を意味する。

2）文中に本を書いた人の名を挙げる場合に敬称は付けない

本を書いた人の名は呼び捨てで書く（例；髙谷修はその著書の中で「……」と言っている）。ただし、謝辞を書く場合は、本論とは別な付け足しなので、〇〇氏や△△先生などを使い、敬体で丁寧に書く。

3）研究事例の患者だけに、敬意を表して「氏」を用いる

大人では「A氏」、子どもは「B児」「C君」や「Dちゃん」などとする。話し言葉の敬称は「様」である。一方、書き言葉の敬称は「氏」である。

論文は常体文で書き、口頭発表は敬語を使って丁寧に説明する。

4）外国人の氏名の表記のしかたは二通りある

（1）「中点を使い」、ファミリーネームが後に来る。

　　例；「フローレンス・ナイチンゲール」；Florence Nightingale
　　　　（F. Nightingale）

（2）「コンマを使い」、ファミリーネームが初めに来る。

　　例；「ナイチンゲール，　フローレンス」；Nightingale, Florence
　　　　（Nightingale, F）。ファミリーネームを先に書く場合。
　　　　中点とコンマの混用は良くない（「マズロー・A，H」など）。

5）二重否定と二重表現は使わない

二重否定は読者に戸惑いを与えるので使用を避ける。「少なくはない」「悪くはない」「良くないということではない」などは、明確な判断ではない。多い、良い、悪いと書く。

「排便が出ていない」は二重表現である。排便は体外に出た便であるから、これでは、オムツの外に出ていないという意味である。「排便がない」や「便が出ていない」と書く。「頭痛が痛い」「神経痛が痛い」は、「頭痛がする」「神経痛がある」と書く。

6）介入・介在（翻訳の問題）

　看護界では、intervention の訳として「介入」が使用されている。介入は「問題・事件・紛争に当事者でない者が強引に関わること」である。

　アメリカ人の国民性はアグレッシブ aggressive（攻撃的）である。アメリカは 1960 年から 15 年間、ベトナムに軍事介入した。これは世界中から非難された。戦況は泥沼化し 1975 年に逃げ出すように撤退した。また、2002 年にはアフガニスタンに、2004 年にはイラクにも介入した。

　精神障害者に対しては、精神保健及び精神障害者福祉に関する法律 33 条により「保護者の同意のある時は、本人の同意がなくてもそのものを入院させることができる」とされている。しかし、医療法第 1 条 4 の 2 によれば、「医療の担い手は、医療を提供するに当たり、適切な説明を行い、医療を受ける者の理解を得るように努めなければならない」とされている。看護師が患者と家族に介入するのは医療法違反である。

　Intervention には「介在」というもう一つの意味がある。介在は「物事の中間にはさまってあること」である。看護学における intervention の本来の意味は、看護師が患者や家族の「中間にあって問題を調整する」ことである。これらのことから、intervention は「介在」と訳するのが適切である。

7）「認めた」は読者に戸惑いと違和感を与える

　医師は、診断書に「抗体価の低下を認める」などと書く。これを真似して、看護師は安易に「……を認めた」と記述する傾向がある。次の例文では「認めた」のは看護師や医師である。患者が認めたのではない。

　「検査データより貧血を認めた」「脱水症状は認めていなかった」「排便を 1 日 3 回必ず認めていた」「肝臓への癌転移を認めた」。

　しかし、主語を省略したこれらの文は、まるで「患者が……認めた」というような構文である。別の用語で表現すると、「確認した」「現れた」「確かめた」となる。「～～認めた」という表現は読者に戸惑いと違和感を与える。

不適切用語

　新人の医療事務員が「CPA で QQ。DNR。Fam 到着次第、MT」というメモを渡された。「受付に家族が来たら連絡してほしい」と看護師から言われ、受け取ったものであった。理解できなかったので先輩に聞くと、「心肺停止状態で救急搬送された。救命不可能。家族が来たら医師から説明を行なう」という内容だった。

　論文に書く場合には、「cardio-pulmonary arrest（CPA= 心肺停止）、QQ ＝救急、do not resuscitate（DNR= 救命処置をしない）、family(Fam= 家族）、MT= ムントテラピー」と補足説明が必要である。DNR は医学用語、DOA（dead on arrival ＝到着時死亡状態）は社会的用語（蘇生の可能性がある）である。QQ と Fam、DOA は不適切用語である。

NOTE

評価のない教育は闇夜に弓矢を射ることに等しい

　フレッシャーは、「我々は評価によって生徒の要求と教育の目的を知ることができるのである。評価をもたない教育は、闇夜に弓矢を射ることであり、評価なしに生徒を知ろうとするのは、的なしに弓矢を射るに等しい」と述べている。

　もし評価がなければ、生徒の到達度や教育目標の妥当性を知ることも、指導のあり方を改善することもできない。授業が的（目標）なしに闇夜に弓矢を射る（押しつける）ことと同じ行為になる。評価を行なうことによって、生徒が求めている指導を提供できる。

　看護も同じである。評価のない看護は闇夜（目標なく）に弓矢を射る（援助する）行為と同じである。評価によって、患者が必要としていることを知り、患者の目標への到達度を調べ、看護目標や援助目標の妥当性を確かめる。そして援助のあり方を改善する。こうして患者の必要としている援助を提供する。　　　（『看護学生のための教育学』筆者著より）

練習課題

1.　論文で略語を使用した場合の問題点についての考察。

2.　看護記録の改善について、略語の問題と関連付けた考察。

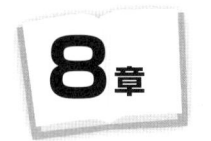

8章 物件化の克服と文章力

次に日本語の特別な性質について考察する。7章では、日本語は「人を物扱いした表現をしない」について述べた。ここではその根拠を説明する。それは存在の動詞「いる」と「ある」の使い分けである。敬語の物扱いについても考察する。物扱いを避けると文章力が増す。

1. 日本語は「人を物扱いしない」特質がある

1) 日本語では存在の動詞を無生物と生物で使い分ける

日本語は存在を表す動詞「いる」と「ある」を生物と無生物によって、やかましく使い分ける。これは日本語以外に、世界中にはないとされている[註25]。

生きて活動する生物：「人が」「犬が」「虫が」　　→「いる」

活動しない無生物　：「机が」「木が」「マイクが」→「ある」

これを次のように言わない。この場合は、人の物扱いである。

「人が」→「ある」（人の物扱い）

「机が」→「いる」（物の人扱い）

英語では、人も机も区別しないで is を使う。

The man is here. The desk is here.

擬人法と擬物法は文学（虚構）の修辞法の一つである。「看護独自の現象が眠っている」という表現の「現象が眠る」は擬人法である。事実だけを述べる論文では「眠る」は人と動物に使われる。「現象が眠る」を観察することは不可能である。「海は招く。雪は太郎を眠らせる」は擬人法である。海が招いたり、雪が眠らせたりする現象を観察できない。「彼は歩く字引である。He is a walking dictionary.」は擬物法である。彼は字引だというのでは、彼を物扱いしている。論文は、事実の学問であるから、これらの表現は良くない。

2) 日本語では無生物と生物で使い分ける動詞がある

生物　　:「人を」「犬を」「虫を」　　→「連れて行く」「連れて来る」
無生物;「机を」「木を」「マイクを」→「持って行く」「持って来る」
これを次のように言わない。やはり人の物扱いである。
「人を」→「持って行く」（人の物扱い）
「机を」→「連れて行く」（物の人扱い）
英語では、人も物も区別しないで take を使う。
Take me with you.（私を連れてって）
Take an umbrella.（傘を持って行きなさい）

3) 日本語では指示代名詞も無生物と生物で使い分ける

生物　　:「人を」「犬を」→「その人を」「その犬を」
無生物;「机を」「木を」→「それを」
これを次のように言わない。やはり人の物扱いである。
「人を」→「それを」（人の物扱い）
「机を」→「その机を」（この場合は、物の人扱いにはならない）
　筆者がボランティアに行っていたある病棟で、「ぼくたち寝たきりの子どもを『それを持って行って』と物扱いにされるのが嫌だ」と言うのを聞いたことがある。
　英語では、人も机も区別しないで the である。the man, the desk.

4) 日本語では人間の食べ物と動物の食べ物を区別する

　日本語では、人間の食べ物は、食物、食料、食糧、ごはん、めし、ご馳走などという。しかし、家畜の食べ物は「餌」や「飼料」を使う。人間の食物には「餌」や「飼料」は使わない。人間にとって「餌」は飼い

馴らされた家畜と同等を意味し、人間を卑下する言葉である。

　英語では、動物の食べ物は dog food、cat food という表現がある。food には、人の食料、動物の餌、植物の肥料、心の糧、思考の材料の意味がある。

5) 日本語では、物を数える場合にも生物と無生物を区別する

　人間は「一人、二人」、大きい獣は「一頭、二頭」、小さい獣や虫は「一匹、二匹」、鳥は「一羽、二羽」、ざるそばや看板は「一枚、二枚」、鏡や碁盤、琴は「一面、二面」、イカは「一ぱい、二はい」、ウサギは「一羽、二羽」、蝶の専門家は蝶を「一頭、二頭」と数える。

　中国語も同様である。人間は「一箇人、二箇人」と数える。イヌは「一条狗、両条狗」と道と同じように数える。三条手巾はタオル、三塊手巾はハンカチのことである。これは東南アジアの言語の性格である。

　ヨーロッパ言語では人と物を区別しない。英語では、ワン、ツー、スリー、ドイツ語では、アイン、ツヴァイ、ドライ、フランス語では、アン、ドゥ、トロワと数える。

FOOTSTEP

物扱いでなく人扱いで書く

　当病棟では「体位変換を使用する」と決められているが、看護記録には「体変」とも「体交」とも記録されている。理由は「短縮」「習慣だったから」で、問題に思われていない状態である。

　略す前の言葉には人に対する援助の意味がある。しかし、略した後の言葉は意味が変わって物扱いになる。看護師は、援助しているのは人であることを認識する必要がある。

　カルテ開示に伴い、第三者が記録を見ることも出てくる。その際、物としての扱いではなく、人として関わっている記録であるよう、言葉を大切にしていく。

（受講者の自己評価より）

6) 社会人に求められる言語の良識

　日本語では人間と物の存在の動詞を分けて表現するので、人間を物扱いする危機が大きい。7章で挙げた例以外に、「体転」では、患者を物のように転がすことになる。「オペ出し」「リハ出し」も「昆布出し」と同じである。患者を「上の階に上げる。降ろす」も物扱いである。「お連れする」や「オペ送り」など表現に配慮する必要がある。患者は物ではなく、人格の存在である。

　介護施設のデイサービスへ車で送迎の際の「A さんを**拾ったら全員です**」という言い方、入浴介助で「その患者さんを**放り込んだら終わり**」も物扱いである。荷物は積むが、人は乗せる。物は放り込むが、人は入れる。患者は物ではなく人格のある存在である。拾ったお年寄りは、夕方、家に送り届ける時には「捨てる」ことになる。

　人間を対象とした職業では表現のこの点に配慮する必要がある。これは、世界中で見られない日本語の特質である。良いとか優れているという意味ではない。患者に「様」をつければ接遇になるのではない。人を物扱いしない日本語の特質に合った表現が求められる。これは、社会人に求められる言語の良識である。7章で述べた指摘、対象、コンプライアンス、体位交換、熱発、介入も「人の物扱い」という共通点がある。

2. ヨーロッパ言語では、物と人を区別しない

1) ヨーロッパ語には「人間を物扱いしない」という文法がない

　ヨーロッパ言語では、人と物との存在を表す動詞を区別しない。英語では、she, he, it の存在を表す動詞は共に is である。she, he, it の複数形は they である。また、生き物と無生物で区別した表現をしない。「人を**連れて行く**」も「物を**持って行く**」も take である。また、「人を**連れて来る**」も「物を**持って来る**」も bring である。「息子の**手を引いて**」と「バッグを**背負って**」は、with my son. with my bag とどちらも with である。「彼」と「彼女」には、he, she と区別はあるのに、「彼

ら」「彼女ら」の複数はどちらも they で区別がない。これは物の複数「それら」の意味にも使う。ヨーロッパ言語には「人間を物扱いしない文法」がない。しかし、アメリカで『It（それ）と呼ばれた子』がベストセラーになっている。物扱いの概念はある。この問題を指摘したのがカントである。

2）カントの指摘（物は手段、人格は道徳目的）

ドイツの哲学者インマヌエル・カント（1724 ～ 1804）は物と人格の関係を明らかにした。物は手段として使用され、人格は道徳の目的とみなされる。人格が手段として使用されると人格の物件化が起こる。

> 存在するものの中には、その現実的存在が我々の意志に依存するのではなくて、自然に存在しているものがある。そしてそのような仕方で存在するものが理性をもたない場合には、手段としての相対価値をもつだけであり、その故に物件と呼ばれる。これに反して理性的存在者は人格と呼ばれる。
> 　　　　　　　　　　　　　　　　　　　　　　（『道徳形而上学原論』[26]）
> 人間は物件ではない。したがってまた単に手段として使用され得るような何か或るものではなくて、彼のいっさいの行為において、いついかなる場合にも目的自体と見なされねばならない。　　　（『道徳形而上学原論』[27]）
> 最高目的といえば、それは道徳性の目的である。　　（『純粋理性批判』[28]）
> 他人に偽りの約束をしようともくろんでいる人は、他人を単に手段として利用しようとしているだけである。人間の権利を侵害する人が、他人の人格を単に手段としてのみ利用しようとたくらみ、これらの人を理性的存在者として、いついかなる時にも目的としてみなさるべきであるということ……を考慮に入れていないことは明白だからである。
> 　　　　　　　　　　　　　　　　　　　　　　（『道徳形而上学原論』[29]）

筆者は昔、次のようにしてお金を騙し取られたことがある。警備会社からの派遣社員としてある職場で当直をしていると、親しげに近づいて来る同僚がいた。彼は「夜食だ」と言って寿司を何度か置いて行った。

その後、「給料が出たら返すから2万円貸してくれ」と頼まれた。返ってこないだろうと予測したが貸した。彼は翌日、会社を辞めてどこに行ったかもわからなくなってしまった。なるほどうまく騙すものだ。2万円の寿司は高い授業料だった。筆者は彼を人格として見なしたが、彼は筆者を手段として利用した。

3. 人間の物件化とその克服の歴史

1）人間を物件化した歴史

　人格は物（手段）として見られる時に、危機が存在する。人間文化には西洋でも東洋でも、人間を奴隷、搾取、資源、人材、人体部品とした物件化の歴史がある。

　封建制における領主による農業奴隷からの搾取、資本主義における資本家による労働者からの搾取、共産主義における国家による労働者の管理・搾取、15 〜 17世紀のヨーロッパ人による数千万人のアフリカ人を奴隷としてアメリカ大陸に運んで売った奴隷貿易、中国の賤民、日本の賤民、幕府による農民からの租税搾取、明治時代の天皇制維持の手段として使用された人民への施薬救療、戦争における人的資源利用、産業資本の労働力利用、臓器移植法による人体の部品化などがある（『看護学生のための倫理学』髙谷修著、金芳堂刊参照）。

2）物件化の克服の歴史

　全ての人の平等と権利、自由と幸福の追究を宣言したのはアメリカ合衆国の独立宣言である。「1776年7月4日、コングレスにおいて13のアメリカ連合諸邦の全員一致の宣言」「われわれは、自明の真理として、すべての人は平等に造られ、造物主によって、一定の奪いがたい天賦の権利を付与され、そのなかに生命、自由および幸福の追求の含まれることを信ずる」（抜粋）[註30]。しかし、独立宣言を起草した人々にとって、平等は白人だけの権利であった。憲法で奴隷制を廃止したのは

1865 年、黒人の人権保障は 1896 年、インディアンの市民権付与は 1924 年である。

　1833 年にイギリスは奴隷制廃止法を制定した。「第 12 条　…イギリス植民地において奴隷の身分におかれている者はすべて、…自由であり、…絶対的かつ永久に解放される」。1789 年 8 月 26 日、フランスでは「人および市民の権利宣言」（人権宣言）が出された。「第 1 条　人は、自由かつ権利において平等なものとして出生し、かつ生存する」と宣言している。1848 年 11 月 11 日、フランス共和国憲法では、第 6 条に「奴隷制はフランスのいずれの土地でも存在しない」とある。日本国憲法では（1946 年 11 月 3 日公布）「第 13 条　何人も、いかなる奴隷的拘束を受けない」とある。

人の物件化とその克服の主な歴史

	古代西洋	1493 ～ 1865 年	産業革命 1830 年以後	1990 年以後
物件化	奴隷	奴隷貿易 奴隷制度	産業革命　資本主義 労働力・人材（材料）	臓器移植技術 人体の部品化
克　服	奴隷は、ギリシアでは生きた道具。イタリアでは話す道具	アメリカ南北戦争 リンカーンの奴隷制廃止宣言 フランス革命 奴隷制の廃止	憲法による人権保障 社会保障制度の開始 年金・医療保険・雇用保険・社会福祉	臓器移植法 しかし、臓器は売り買いされている

　1948 年国際連合第 3 回総会決議には、「第 4 条　何人も、奴隷もしくは苦役の下におかれることはない。奴隷および奴隷売買は、いかなる形においても、禁止される」とある。

4. 敬語と物扱い

　日本語の敬語の本質は、話の相手と話題に出てくる人に対する敬意である。敬語には、「尊敬語」（召し上がる）、「謙遜語」（拝見します）「丁寧語」（〜〜ます）がある。

敬語を使う場面は、年齢の上下、先輩と後輩、職場の地位、看護師と患者など、多くある。特に、年上の後輩と年下の先輩への敬語は微妙である。これは、直接、尋ねて確かめる必要がある。敬語に詰まったら、その場で聞いてやり直すと良いだろう。

1）物扱いの敬語

（1）区別は物扱い

　日本語では地位を確認し、上下を判断し、そして敬語を使う。学校での先輩後輩の関係は敬意というより、区別が優先している。人格ではなく、地位が判断基準である。これは物扱いである。

（2）商売の敬語は物扱い

　接客業では、敬意を含まない敬語が多い。敬意に関係なく、商売人は敬語を使う場合がある。客を敬い、自分を謙遜する。これは物を売ることによって、代金を得るためである。人格に関係のない敬語もある。ビジネスでは敬語は商売道具の一つである。これも物扱いである。

（3）度を過ぎた敬語は物扱い

　度を過ぎた敬語は相手の高さを正しく判断していないから良くない。「患者様」という言い方をされて持ち上げ過ぎを感じた人は、敬意ではなく、その反対を感じる結果になる。これも物扱いである。

（4）敬語を使わない物扱い

　全く敬語を使わないのでは、相手を自分と同等か、以下を表す。日本語ではこれは失礼にあたる。これも物扱いである。日本語の敬語では、相手を自分よりも少し上の表現をして、敬意を表すようになっている。これによって人間関係が潤滑に進む。

（5）相手を受け入れない物扱い

　相手に一線を引きたい時にも使う。「これ以上あなたとは親しくしたくない」という時に、敬語を丁寧に使う。つまり「あなたを受け入れたくない」という意思を表す。

2) 敬語の本質は敬意である

(1) 敬語は身内では少ない

身内では敬語は少なくなる。家族の間では敬語は少なくなる。これは親密度と反比例する関係である。初対面の他人では敬語を使う。やがて結婚して身内になると敬語は少なくなる。新入社員は入社したばかりでは、知らない人なので敬語を使う。しかし親しくなると職場の人が一つのファミリーのようなものになり、年齢差があっても敬語は少なくなる。敬語の数は親密度のバロメーターである。敬語が少なくなったら、親しくなったことを意味する。

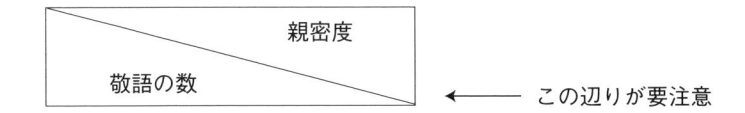

(2) 親しき仲にも礼儀ありの敬意

親しさの度合いによっても敬語の程度は少なくなる。例えば、看護師と患者の関係でも、ある程度知り合いになると敬語の程度は少なくなる。しかし「友達感覚の看護」は良くない。「親しき仲にも礼儀あり」の諺にあるとおり、看護師と患者との関係は敬語を使う関係である。身内ではない。

(3) 全てのものに敬意を表す

おいなりさんやだいこんさんも、食べ物に対する感謝や敬意である。京都では敬語という意識はないようだが、子どもに、便をうんこさんと教える。食べ物に感謝して食べ、出るものにも敬意を表す。おシッコには、「さん」は付けない。二重敬語になるからである。しかし、おいなりさんは二重敬語だが全国で使われている。生きていること、生きているもの、存在する全てのものに感謝する。上下や区別優劣、長短などに関係なく、全てのものに敬意を表す。これが敬語の本質である。

（4）「患者さん」という呼び方が妥当

「……様」が使われるのは以下の場面である。

①改まった（格式張った）席、②商売の客、③丁寧語（おつかれ様）、④手紙の宛先、⑤敬語（奥様、お子様）、⑥皇室の尊称（さま）

　1990年代に、全国の病院で患者の呼び方が「さん」から「様」に変わった。敬語と親密度の関係は反比例の関係であるから、「……様」呼びは次のような問題が発生する。看護師は患者に対して、①格式張った言葉遣いである。②親しくなりたくないという拒否の意味がある。③度の過ぎた敬語なので、敬意の反対を表す。④患者は「看護師さん」、看護師は「患者様」と呼び合うおかしな会話になる。敬語の数は親しくなると少なくなるという理由から「患者さん」と呼ぶのが妥当である。

5. ブーバーの対話とジュラードの自己開示

1）マルチン・ブーバーの「人格の世界と物の世界」

　マルチン・ブーバー（1878 ～ 1965）は、我－汝、我－それ（物）の関係を説明した（『我と汝・対話』[註31]）。我－汝（Ich-Du）は人格の世界である。汝は親称（現代語で「おまえ」）である。ここでは、自己を開示し、言語を生み出し、呼びかけ、応答して対話する。人と人、神と人間の人格関係の世界である。これに対して、我－それ（Ich-Es）は、物の世界である。停止している物、時間・空間の世界である。「それ」を彼（Er）、あるいは彼女（Sie）に置き換えても意味は同じである。物の世界では対話はできない。

我－それ ←→	我－汝
物扱い	敬意
物	人間
体験	対話
自然物	人格

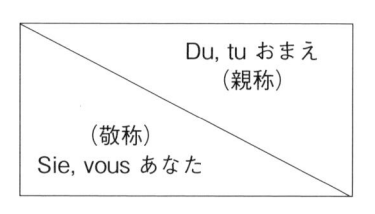

ドイツ語には、2人称単数（あなた）に敬称 Sie と親称 Du がある。

Sie は社交辞令で距離をおく改まった呼び方である。これは、表面的な関係の時に用いられる。一方、Du は家族や友人などの親しい間柄や神に用いられる。向き合う相手の人格に直接に関わる。真実の自己を開示し、心と心が触れ合う関係である。

　フランス語にも敬称 vous（あなた）と親称 tu（おまえ）がある。恋人以前は vous と呼び、結婚後は tu に変わる。

2）S・M・ジュラードの自己開示と自己隠蔽

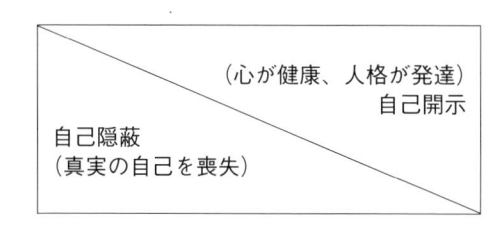

（心が健康、人格が発達）
自己開示

自己隠蔽
（真実の自己を喪失）

　臨床心理学者のシンディ・マーシャル・ジュラード（1926 ～ 1974）は我々に「自己開示」のメッセージを残した。

　　全ての人は、今あるがままの自分の姿を仲間たちに知らせているか、それとも現実の自分とは違う人間に見られたいと願って、本当の自分を隠しているか、どちらかを選択している。人間は隠す方を選んできた。私たちは自分の存在を他者に対して隠しているために、真の自己との接触を喪失している。本書は次の仮説を追究している。自己を開示し、他の人々と存在する勇気を獲得し、自分にとって意味ある目的を発見すると、健康と人格的発達を達成することができる。　　　　　　　　　（『透明なる自己』[註32] より要約）

　自己隠蔽は表面的な対人関係である。これは物との関係である。ジュラードは、「私の存在を高揚させ、私の自己感と世界把握を大きくした作家がいる」として 17 人を挙げ、その中にブーバーの名を入れている。自己開示は人格的な我と汝の対話である。

3) ジョハリの窓と物扱い

「ジョハリの窓」は、臨床心理学者ジョセフ・ルフトとハリー・インガムが 1957 年に共同で考案したものである[註33]。

心には四つの窓がある。自己開示し我と汝の対話の行なわれる自分が知っており他人も知っている領域、自分の盲点である自分は知らず他人が知っている領域、他人には秘密で自分は知っているが他人の知らない領域、自分も他人も知らない未知の領域の四つである。

	（自分が知っている領域）	（自分が知らない領域）
他人が知っている領域	1. 自由な領域 自己開示。我と汝の対話	2. 盲点の領域 自分だけが気づかない
他人が知らない領域	3. 秘密の領域 自分だけが知っている	4. 未知の領域。潜在意識

心の窓は家に譬えられる。1 は居間、2 は客間、3 は個室、4 は物置のようなものである。1 の自己開示の領域の広い人は円熟した人格である。2、3、4 の領域が広い人は未熟な人格である。人間は秘密も盲点も抱えて生きている存在である。看護師が患者に自己開示を求める場合、「話をした後で『喋らなければよかった』と後悔するようなら話さないでください」と、前置きの配慮が必要である。盲点、秘密、未知の領域の多い人の対人関係は表面的である。これは物扱いである。ジョセフ・ルフトは「他者の気持ちを尊重する感受性は、2、3、4 の領域の行動の隠された面を適切に察し、それを隠しておきたいという他者の思いを尊重することを意味する」と述べている。

練習課題

1. これまでの「人を物扱いした表現」についての考察。

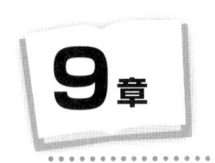 

9章　美しい文章

　看護は art（技術・芸術）と言われるので、論文に美的世界が描かれる。本章では美的な動機や美的な行為について整理してある。

　看護学は実践科学であるから、実践者の行為が評価される。美的な文章と評価されるためには、内面的な美が必要である。看護師と患者の人間関係に美的な世界を描くと、6 章の事例研究が完成する。

1. 美しい行為

1) 飾りは美しいという価値観

　文章の美しさには、外見的と内面的な要素がある。前者は、字が綺麗、構成が整っている、美辞麗句を使っている文章である。飾った文章は美しいという価値観がある。外面的な美も必要ではあるが、これでは表面的である。例えば、振り込め詐欺がこのように書かれていても、美的な文章だと評価されないだろう。

2) 飾りではなく行為が美しいという価値観

　「美しさは飾りではなく、行為である」という考えがある。筆者はこの立場で論を進めてきた。服装は清楚に、あまり飾らずにである。修飾語の多い文章は飾りのきらびやかさに目を奪われて、文章の良い悪いがわかりにくい。これに対し、服装を飾らずに書いた文章は、書き手の行為が見えてくる。行為には思想が伴うから、書き手の行為と共に思想も見えてくる。したがって、美しい文章は美しい行為から書き表された思想である。つまり患者への援助を行なう看護師の行為には「看護観」が

見えてくる。しっかりとした看護思想に裏打ちされ書き表された文章は、美しい文章である。

　ユダヤの賢者は次のように教訓を語っている[註34]。「自分の口をもって自らをほめることなく。他人にほめさせよ。自分のくちびるをもってせず、ほかの人にあなたをほめさせよ」(箴言27章2節)。「あなたは施しをする場合、右の手のしていることを左の手に知らせるな。それはあなたのする施しが隠れているためである」(マタイによる福音書6章3-4節)。

　自分の文章を自ら褒めることなく、ほかの人が褒める時に美しい文章である。自分の行為が隠れているなら、その文章は美しい文章である。「行為が隠れている」とは「自分の行為を他人に言いふらさない。自慢しない」という意味である。

3) シラーの美しい行為

　美しい行為について、シラー(1759-1805)の譬え話がある[註35]。

　寒空の荒野に、一人の男が盗人たちに襲われて怪我をして倒れていた。
　一番目の旅人が通りかかった。彼は事情を訴えて助けを求めた。旅人は心を動かされて言った。「それは気の毒だ。私の財布があるからやって来る人に頼むがいい」。彼は「ご厚意はありがたいが、あなたの少しの感性で人の苦悩を耐え忍んで見ることに比べると、財布を取り出すことは半分の価値もない」と断った。これは功利的でも道徳的でも、寛大でも美的でもなく、感情が動かされただけの親切に過ぎなかった。
　二番目の旅人が現れた。彼は再び助けを求めた。旅人は言った。「あなたを助けていると損をする。お金を払ってくれるなら背負って僧院に運んであげよう」。彼は「賢いやり方ですが、あなたの親切はあまりほめたものではない。あそこに馬に乗った人が来る。彼は無償でやってくれるに違いない」と断った。この行為は善意でも義務でも、寛大でも美的でもなく、功利的なものだった。
　三番目の旅人は傷ついた男の傍らで災難の話を聞いた。旅人は内心と闘いながら言った。「病弱な私の体を護ってくれる外套を手放すのは辛い。疲れ切っているから馬を譲るのも辛い。しかし義務感が命じるから、この外套を着なさい。馬で運んであげよう」。彼は「あなたの誠意には感謝するが、あなた

は困っているのだから、苦労はかけられない。二人の男が来る。彼らならやってくれるだろう」と断った。この行為は理性的で道徳的行為だけれど、感性の利害に反したものだった。

　四番目に、二人の男が近づいて災難の話を聞いた。「こいつだ。われわれの探していた男は」。この男は彼らを不幸に陥れた敵であった。二人は復讐するために追ってきたのだ。「憎しみと復讐を満足させるがいい」。彼は覚悟して言った。一人が言った。「お前を助けてくれるところまで連れていこう」。男は「許してくれるのか」と問うた。するともう一人が言った。「いいかげんにしろ。私がお前を助けるのは、お前を許すからではなく、お前が惨めだからだ」。すると男は「私はどうなってもよい。高慢な敵に救ってもらうよりは、惨めに死んだ方がましだ」と断った。

　五番目の旅人が来た。男は考えた。「何度も欺かれた。あの旅人も助けてくれる様子はない。やり過ごそう」。そして立ち上がって歩き出そうとした。ところが、旅人は背負っていた重い荷を降ろして言った。「隣村はまだ遠いから、そこに到着するまでに出血して死んでしまう。私の背につかまりなさい。あなたを運んでいこう」。「では、あなたの荷はどうなるのか」。「どうでもよいことだ。私が知っているのは、あなたが助けを必要としていて、私があなたを助けねばならないことだけだ」。

　シラーによれば、美的行為は、感情や経済、道徳や高慢によるものではなく、直接的で無条件、見返りを求めない行為である。看護が art（芸術）であるならば、看護師の行為は透明色に譬えられるだろう。看護師の行為が純粋で透明色である時、患者の心というカンバス（画布）には幸という色が描かれるに違いない。

4）美しい文章は美しい行為から生まれる

（1）動機が美しい

　この5人の旅人の行為は、我々の行為を反省する参考になる。看護の場面で汚れたオムツを交換する動機は何か。シラーの譬え話に沿って考える。第一に「かわいそうだから」というのではあまりに感覚的すぎる。第二に「給料、お金をもらっているから」では打算的である。第三に

「義務だから」というのではあまりに冷た過ぎる。第四に「見逃す」というのでは敵意が見え透いている。第五に「オムツを綺麗にしよう」という動機であれば、行為は綺麗である。

　筆者はこの五つの動機の他にもう一つの動機を付け加える。それは「練習のためにする」「研究のためにする」という動機である。これではあまりに看護師中心である。患者は練習材料にされている。患者としては人間扱いされない寂しさが残る。看護の第一目的は「オムツを綺麗にしよう」と、患者の問題を解決することである。看護師の研究論文の執筆は第二目的である。看護師中心ではなく、患者中心に行なわれる看護が理想の看護である。

(2)「手」は美しいものを作り出す愛の手である

　5章に「良い看護は、看護師の冷静な頭脳、温かい心、熟練した手によって提供される」と述べた。「手」に象徴されるものは「技術」である。しかしその意味するところは手だけではない。身体そのものである。身体は労働する。教育学上の慣例では労働は「労作」と訳される。この意味は労働作業ではない。労働には苦役が伴う。一方、労作は義務からも解放され自由である。苦労の労、創作の作である。労作とは何かを苦労して創作することが「手」によって意味されているものである。

　オムツを綺麗にすることもしかり、レポートや論文を作ることも労作である。綺麗な心を作ることも、掃除をすることも、患部に「手当て」をすることも労作である。子どもの心に綺麗な品性の花を咲かすのも労作である。手は美しいものを作り出す愛の手である。美しい文章は、美しい行為から生まれる。

2.　看護における美しい行為

　教育では教師と生徒の関係は「教える」「教えられる」という人間関係である。教育学においては教師と生徒との関係は四つの型が考えられる。看護も「援助する」「援助される」とほぼ同じ人間関係である。し

たがって教育における教師－生徒関係は、看護における看護師－患者関
係にも当てはめて考えることができる。

1）教師と生徒の人間関係は4類型ある（『教育原理』[註36]）

　（1）教師は支配、命令するもの。生徒は服従するもの。これは古来行
なわれてきた教育方法である。鞭や笞が使われてきた。「教鞭」という
言葉が今も残っている。これは正しくない。

　（2）教師と生徒は同僚関係にある。これは支配－服従の関係の反省と
して現れた。しかし、これも正しくない。教える者と教えられる者との
間には成熟者と未成熟者の違いがある。

　（3）尊敬による服従関係。教師は全人格が生徒に比べて優位にある。
生徒は教師を尊敬して服従する。これが今日一般にとられている教師－
生徒関係である。

　（4）相互成就の関係。鰺坂二夫によれば第四の教師－生徒関係が存在
する。それは他者実現の立場である。「この他者実現の立場にあっては、
指導者も被指導者もないのであって、教える者はかえって、教えられる
者によって教えられる。この、他者の不思議なる力を媒介としての相互
成就の世界こそはあらゆる教育関係の基礎と言うべきである。」

2）看護師と患者の人間関係

　（1）看護師は支配命令するもの。患者は服従するもの。これは間違い
である。支配－服従の関係は、奴隷制度の人間関係である。患者にコン
プライアンス（服従）を求めるのは封建制時代の思想である。

　（2）看護師と患者は同僚関係にある。これも正しくない。看護師は援
助する者であり、患者は援助される者である。看護師は専門職であり、
患者は素人である。

　（3）尊敬による服従関係。患者は看護師を尊敬して身を委ねる。一般
に考えられる看護師－患者関係である。

（4）相互成就の関係。援助する者は援助することによって援助される。援助される者も援助されることによって援助する。

　看護師が患者に糖尿病の食事指導を行なう時、説明しながら、自分も指導されていることになり、食事内容や間食に気を遣うようになる。教えることで、あらためて自分自身が気づくことがある。また人に教えるためには、自分が勉強しなければ教えられないことを自覚する。勉強の大切さを教えられ、学習意欲が増す。

　世話を受けるだけの存在の患者は「もう、お迎えが来て欲しい」と「自己の存在価値」を見失いがちである。患者は指導を受けることによって、看護師が学習し指導の技術を向上する姿を見る。患者は、世話になりっぱなしの自分にも「自分でも人様の何かの役に立てる」という自己の存在価値を見出し、生きている喜びを感じる。患者は援助される中で、看護師を援助することになる。これは相互成就の世界である。看護師も、患者も共に他者実現を念願する世界である。この行為が美しいのである。

　他者実現を念願することは愛する行為の一つである。次に「愛するとは」を研究する。

美しい文章が課題

　文章を書くことは好きだった。その理由が講義を受けてわかった。筆者は自分の思いを文章で伝えることが好きであった。しかし、自分流で書いていたので、未熟なものが多かったに違いない。

　講義で、文章の構成のしかたとシンプルに書く方法を新しく知った。さらに「読み手と対話するように書く。もう一人の自分と対話できる」を学んで、書く楽しさが増えた。

　今後も研修会には参加して、レポートや論文を書こうと思う。上のランクの研修会にもチャレンジする予定である。美しい文章が書けるようになることが課題である。

（受講者の自己評価より）

3）愛の3段階（自然的物欲愛・価値愛・他者実現愛）

　我々は「愛するとはどんなことであるか」を古代ギリシア人に学ぶことができる。ギリシア語の「愛」にはエピテュミア、エロース、アガペーの三つがある。日本語ではそれぞれ「自然的物欲の愛」「自己実現（価値）愛」「他者実現愛」である。愛の対象は「物」「価値」「他者」の三つである。

愛の第1段階　エピテュミア（自然的物欲愛）

　動物的で、自然的物欲愛は人間にも存在する。人間も動物的要素を備えているからである。心理学者ハーロウは、子どもの愛情がどのように育つのかをサルの子どもを使って実験した。子どもの愛情は学習されたものか、それとも母親に備わっている一定の刺激特性が子どもの愛着行動を惹起するのか調べた。

　生まれたばかりの子ザルに、針金でできた冷たいが乳を出す親と、布でできて保温してあるが乳が出ない親を与えて観察した。すると子ザルはいつも布でできた親に抱きついていて、哺乳の時だけ針金の親に行った。この結果から、ハーロウは「接触の愛撫が母親に対して愛情を注ぐ要因になっている」と結論をくだした。さらに彼は、乳房と授乳、揺れ、体温がある程度有効な役割を果たしていることを明らかにした。

（『愛のなりたち』^{註37)}）

　子どもの愛情は、肌を触れることによって芽生える。きわめて物欲的なものと考えられる。母と子、夫と妻の間にも、これに似た力が働いていると考えられる。人と人とを結びつける力ともなっている。

　子どもと大人の教育的関係に見られる人格的なものの根柢には、自然的物欲愛が存在している。鯵坂二夫は道徳教育における触れ合いの意義を次のように述べている。

　　道徳教育の場合、その現実の場で多くの教師はその教授法に悩む。もし、言い聞かせるのみで道徳の教育がなりたつものならば、それほど容易なこと

はないであろう。また世に非行少年などもいないはずである。そこには単なる言説で満たし得ない基本的な問題があるのではないか。我々は何事にも先んじて子供達の頭に手を触れ、肩に柔らかに手をかけ、彼らを我々の両腕に抱きしめる体勢をもたなければならない。そのとき、無限の愛情が有限の姿を通して子供達に伝わるであろう。　　　　— 中　略 —

　我々は、しばしば子供達に手をつなげと説き聞かす。子供達によってつながれた手を通じて心の温もりを信頼するからである。心から心に、あたかも電流が電線を通じて流れるように、つながれた手から手に心情が伝わるのではないか。同じように歌を歌うにしても、互いに腕を組みながら、青空に向かって歌う楽しさがまた格別であるのも、実は肌ふれるという極めて原始的な現象によってかもし出される心情の高まりからではあるまいか。

（『教育原理』^{註38)}）

愛の第2段階；エロース（価値愛・自己実現）

　第一の愛が動物的、自然的であるのに対して、第二の愛は人間的、文化的である。ギリシア語のエロースは「価値を愛する」の意味である。これはプラトンの『饗宴』^{註39)} に記(しる)されている。エロースはポロス（知恵と方策に富裕の神）とペニア（貧窮の女神）の間に生まれた息子である。エロースは困窮しないが、豊かでもない。無知と知恵の中間の存在である。彼は母ペニアの血のゆえに、手に入れたものはすぐに手の間から漏れ落ちてしまう悲劇的運命を担わされている。しかし一方、父ポロスの性質を受けているために、美しいもの、善きもの、価値、完全を目指して果てしなく、努力し励まなければならない運命にある。

　波多野精一はこのエロース（価値愛）は自己実現であると考えた。エロース的自己実現の究極は、奪う愛である。エロースは自己の成長のために全てを奪う。吸収しようとする。自己実現は自己を中心とする。しかし、エロースは理想には到達しえない。また、自己中心は押しつける愛である。支配する愛である。全てを奪っても、全てを支配してもエロース的愛は満足できない。エロースはイデア（理想）への成就が約束されていなかった。

　人格とは物に対する言葉である。物から人格が分化した。近代になって主体的という概念が用いられるようになった。主体的人格は他者との関係において、自己の主体性を主張する。主体は、自己の主体性を強調し、他者を吸収しようとする。極端な自己主張は、あらゆるものを奪うことになる。そして、自分をも自殺に追いやる危険性を持っている。鰺坂二夫は有島武郎の奪う愛についての体験を次のように綴っている。

　私は、ここで、私の高校時代最も大いなる力をもって感じやすい青年の脳裏に、深くなにごとかを刻み込んでいただいた内村鑑三先生のある初秋の日の談話を思い出すのである。芥川龍之介の死についての話から、先生は急に転じて有島武郎の死に及ばれた。先生の眼には一瞬このかつての愛弟子に対しての憐憫の情が見られ、またたちまちに、熱烈不動な自己の信仰への深い決意がうかがわれたのであった。「有島は早くから、私の門を叩き、そして、程なくして私から去って行った。そして、その最後は気の毒であった。しかし、私は有島が私のもとを去った時、それを予感していた」。ここまで来た時の先生の表情は複雑であった。しかしその複雑さが、たちまち消えて、先生は続けられた。「それは、愛についての私と有島との立場の相違からである。有島の立場は、愛は惜しみなく奪うであり、私の立場は、愛は惜しみなく与えるであった」。私は「惜しみなく与える」ということばをその時はじめて聞いた。十九歳の青年にはそれは驚くべき表現であった。「惜しみなく与える愛」は愛の第三の段階に我々を誘う。
（『教育原理』[註40]）

愛の第3段階　アガペー（他者実現愛）

　ギリシア人が発見したもう一つの愛はアガペー（他者実現愛）である。これを波多野精一はおおよそ次のように述べている。

　第三の愛はギリシア語（アガペー）をもって呼ばれる。この愛の基本的特徴は、他者の実在性を基本的前提とする生の共同である。「他者」は物欲愛と価値愛において、愛として成立するための本質的要素である。しかし、それは物欲愛では無に帰すべきもの、価値愛では自己実現として手段にすぎなかった。「他者」は否定される性格をもったものである。しかし、アガペーにおいては、まったく反対の性格が現れる。ここでは他者はあくまでも他者として留まる。

117

エロースが自己規定、自己実現を原理としたのに反し、アガペーは「他者規定」「他者実現」を原理とする。ここでは生およびその運動はいつも他者より発し他者に基づく。何事においても他者が優先権を保有する。

(『宗教哲学』参照[註41] 波多野精一　岩波書店)

他者実現愛によって、物欲愛が人間を物件化する危険と、価値愛が自己中心的で他者を奪い尽くす危険を克服することができる。

愛が、アガペー（他者実現の愛）の愛、すなわち、見返りを求めない愛、無償の愛、犠牲的な愛である時、「心を尽くし、精神を尽くし、思いを尽くして」他者実現のために生きる時、それは自己実現となって還ってくる。自分を捨てる時に、自分を生かすことになる。愛は、与える行為によって与えられる。ここに愛の充足がある。どちらかへの一方向の愛は、枯渇してしまう。我が愛し、かつまた我も愛される。与えることによって与えられて、愛は充足する。アガペーは「人がその友のために自分の命を捨てること、これよりも大きな愛はない」（『聖書』[註42] ヨハネによる福音書15章13節）において完結する。

教育は成熟者と未成熟者の間に行われる行為的伝達作用であるとするならば、前者から後者への限り無い親の心と、後者から前者へ、すなわち部分的なるものから全体的なるものへの敬慕という子の心の相関において成立すると言われる。教育におけるいっさいの積極性はかかる愛の心にその根源をもつのである。単なる法令や、規定によって義務づけようとする法律や道徳を越えて、教育が常に忍耐と労苦を通じて可能であるのも、それが律法や道徳よりも、はるかに愛の業に近いからである。教育こそはまさにたゆみなき愛の業にほかならない。　　　　（『教育原理』[註43] 鰺坂二夫　玉川大学出版部）

4）看護が他者実現の愛の業である時、美しい行為である

入院した子どもは「肌の温もりという愛」を求めている。寝たきりになり、人生の最期を迎えた患者も、やさしい、温かな「手」を必要とし

ている。看護師が看護の知識を増やし、技術の研鑽に励むのは価値ある努力である。

これは自己実現である。しかし、自己実現だけにとどまっていては、奪う愛にとどまってしまう。追い求めることができないものを無限に追い求める学問になってしまう。あるいは、時には自己の知識や技術を過信したり、絶対視してしまう危険性がある。

だから、自己実現は、他者実現に転換する。看護師中心の研究ではなく、患者中心の研究にする。第一目的にすべきことは研究ではなく、患者の問題解決である。まさに天動説から地動説へのコペルニクス的転回である。看護が他者実現の愛の業である時、美しい行為である。この美しい行為を書くことが、美しい文章を書く秘訣である。

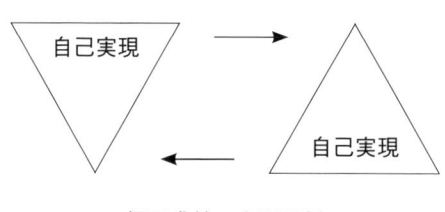

相互成就の人間関係

練習課題

1. この講座で、書くことの意識がどのように変わったかの考察。目標の達成度の評価。

出題の意図；

書き出しに全体の要約を書きます。「この講座で書く練習をしてきた。初めに過去の問題点について説明し、次に、実践したことと現時点で目標にどの程度到達したかを自己評価する。そして、どんな学習方法が文章力の向上に役立ったかを述べる」と書き出します。3段落構成で書き進んで「あとがき」を添えます。

 **付録**
10章 －小論文と記録の留意点

　講義では、30分で小論文を書く時間を設ける。受講者には看護体験がある。提出義務という緊張感もある。これは短時間で看護記録を書くことと同じである。こうすると記録を書く技術が上達する。受講者は講義に能動的に参加できるので効果が出る。この章には受講者の小論文を収録した。どれも読者の見本となる良いものである。

1．事例研究の要約

　看護師が遂行する任務の一つに、患者の問題解決がある。

1）調査研究から問題解決を行なう看護

　看護研究のテーマを選択する場合の情報は、調査から得られる。病棟には、解決すべき問題が山積している。

（1）筋力低下による転倒経験のある患者の看護

　　　　——インシデントレポートから業務見直しを行なって——

　当病棟は老人性認知症疾患治療病棟で、患者の平均年齢は76.6歳である。インシデントレポートの集計調査によると、夜勤帯に患者の転倒事故が多いことが判明した。

　筆者は、転倒数の減少のために、何か取り組める方法はないか考えた。まず、インシデントレポートの分析を行なった。そして、患者と職員の動向を調査した。転倒事故の多い時間帯は、16時から21時の間で、患者は寝衣への更衣・夕食・就寝をする。職員はそれらを援助するが、休憩も行なう。そのために職員数が少なくなる。さらに、患者と職員の病棟内の分布状況

を調べると、転倒しやすい場所に職員がいないことがわかった。

　この調査を基に、「転倒が発生しやすく、患者の動きが多い時間帯」の職員の休憩をずらし、誘導を行なう業務の見直しを提起した。

　（注：業務の見直しを実践して、その結果の数字（何件から何件に減少した）を加えると、高い評価を受けられる論文となる。また、用語には補足をする。インシデント incident の本来の意味は「事件、出来事」である。患者に障害を及ぼすまでに至らない、医療上のミスをいう。ニアミス・ヒヤリ・ハットともいう。『医学英和大辞典』12 版[註44]　南山堂）

(2) 異食行動のある認知症患者の看護

――異食を緩和する援助を試みて――

　認知症患者の異食行動に対する予防は難しい。日常生活の中で緩和のための工夫について考察してみた。

　A氏は、自分のオシメのパッドを口の中に入れたり、壁に貼ってあるポスターをはがして口に入れて噛んだり、外では木の葉を食べてみたりと様々な行動に出る。

　まず、どのような時間帯に、どのようにして異食に至るのか統計を取り、異食が空腹からくるものなのか、精神症状からなのかを検討した。A氏は食後の散歩時でも異食行動をとることがあったので、空腹からくるものとは考えられなかった。そこで、プランを決めて、短時間の手袋使用を試みた。

　手袋を使用したことで、異食を防ぐことはできた。しかし、患者のストレスが増大し、精神症状が不安定となった。プランを見直して、さらなる追究が必要である。

2）心を傾けて聴く看護

　「聞く」は「意味を知る」聞くに使われる。「聴く」は「心を傾けた」傾聴に用いられる。「訊く」は「尋ねる。問う」時に使用される。患者とその家族の話に心を傾けて聴くことによって、看護師は患者を助ける。

（1）暴力行為を行なう直腸癌患者の看護
——不安表出の援助を行なって——

79歳の男性Ａ氏は直腸切断術を受け、約5カ月経過した。手術後、イレウスを繰り返しベッド上の生活である。食事は流動食で、ほとんど摂取していなかった。バルンチューブが留置されており、頻回にバルンの違和感を訴えナースコールを繰り返していた。訪室した看護師の頬を殴る、首を締めようとする行動が現れ始めた。

そこで、筆者はＡ氏の部屋を毎日訪れ、病気や看護師に対する思いを表出するのを聴いた。間もなく、Ａ氏は「看護師には悪いと思ったが、手術をして一向に良くならない。もう自分は生きて帰れないと思った。病院の人が全て敵に見える」と不安を表出し始めた。その頃より、看護師に対する暴力行為はなくなり始めた。

患者の話を聴くという援助は、患者の不安を軽減し、癒しを与えるのである。

（2）末期の肺癌患者を介護する家族の看護
——カウンセリングを試みて——

Ｙ氏は末期の肺癌患者で、治療を自己判断で中止していた。その上、頻回にナースコールを押し、自分の考えたことだけを言っていた。そのために、妻は「皆に迷惑をかけるが、どうすればいいのだろうか」と悩んでいた。

そこで、筆者はカウンセリングを試みた。まず、妻の話を充分に聞いた。妻は、転院前の病院から、長い間この問題を抱えていたということだった。次に、看護師と家族の役割の違いについて説明した。看護師のできることは行なうが、どうしても家族の力が必要な部分は協力を願うことの了解を得た。

すると、妻から「気持ちが楽になった」との声が聞かれた。短時間のカウンセリングであったが、Ｙ氏の妻は、自分の思いを受け止めてもらえたことによって、長い間の苦しみが消えた。

　話を聞くことは、家族の心の重荷を軽くすることに効果がある。患者の問題解決は、今後の課題である。

(3) 生きる意欲を失なった胃癌術後患者の看護
――会話を多く持つ援助を行なって――

　筆者は、末期の胃癌で手術を受け全部摘出できなかった患者（Ａ氏）を受け持った。術後、食欲が出ることもなく次第に元気がなくなり、「自分はもう死ぬのか。このまま、もう家に帰ることができないのか」と言うようになった。

　筆者は、訪問し話しかける回数を増やした。何を望んでいるか、何が不安かの表出を目的に援助を行なった。その結果、Ａ氏は「早く家に帰って、以前と同じような仕事をしたい。あなたと話していると、気持ちが楽になった。少しずつ元気が取り戻されてくる」と言った。

　心の中の思いに共感する援助によって、その人の心の苦しみを和らげるのである。

3) 潜在能力を尊重した精神科患者の看護

(1) 生活のしづらさを持った統合失調症患者の看護
――自分で選び決定する援助を行なって――

　長期入院で、依存的な生活を送っている統合失調症患者に有効な援助をテーマに看護を行なった。Ｔ氏は統合失調症で18年前から入院している42歳の男性である。人との関わりを好まず、1日のほとんどを病室で過ごし、必要な物は代理行為で手に入れていた。

　筆者は、精神障害の陰性症状に有効とされる社会生活技能訓練の技法を取り入れ、援助を行なった。その結果、Ｔ氏は自分に少しずつ自信を持ち始めた。同室患者とともに近くのスーパーまで買い物に行くようになった。そして、広い選択範囲の中から、自分の欲しい物を決めることができるよ

うになった。社会生活技能訓練は、Ｔ氏に有効であったと考えられる。

　（注；social skills training；SST は 1994 年から診療報酬の対象になった。日本では 1995 年から「SST 普及協会」が全国各地で講習会を開催している。UCLA のロバート・ポール・リバーマン精神科教授の発案によるもので、日本では 1988 年に最初のワークショップが行なわれた。『SST の進歩』参照[註45]）

（2）病識の欠如から拒薬する統合失調症患者の看護
——傾聴と共感、目的意識への援助を行なって——

　統合失調症では、病識の欠如から拒薬する患者が多い。筆者は拒薬する患者に対して、有効な方法を研究した。

　Ｔ氏は「病気ではないから」と、拒薬する 36 歳の女性である。妄想は少ないが、興奮が時々あり、意思表示も攻撃的な口調である。そのため、周囲の人から孤立し、一人でいることが多かった。

　そこで筆者は、Ｔ氏と一緒に過ごす時間を持った。そして、一方的な発言を傾聴し、共感的態度を示した。すると次第に攻撃的な口調がなくなっていった。また、退院の願望を表現できるようになった。こうして、目的意識を持ち、何をするべきかを理解し始めた。病識がめばえ、やがて、服薬を拒否しなくなった。看護師の傾聴と共感は、患者が意識を変化することへの助けとなるのである。

（3）20 年間、保護室で生活した統合失調症患者の看護
——患者の可能性を引き出す援助を行なって——

　約 20 年もの間、隔離処遇が継続されていた患者に様々な変化が見られ始めた。筆者はその患者の生活レベル向上の可能性を信じ、セルフケア援助を中心としたかかわりを試みた。

　この患者は、入院時より、突発的な暴力が頻回にあったため、隔離が余儀なくされていた。しかし、病院移転という変化から、排泄や暴力行為の頻度が激減した。また、入浴や食事などのセルフケアが向上した。例えば、入浴において旧病院では浴室に行くと、ただ裸で寝転がり、スタッフに体

を洗ってもらうのを待つだけであった。しかし、新病院になり、一般病床の患者と共に入浴することで、体を自分で洗うことを見て学習した。スタッフは声をかけるのみで対応するように統一した。このような多様な変化を経て、現在では、入浴において声をかけるだけで全ての活動ができるようになった。

　スタッフの固定観念を取り除き、患者の潜在能力に注目した個性を尊重した援助が効果的であったと言える。

4) 心を支える看護

　幸先(さいさき)の見えない患者は多くの不安を抱えている。看護師の一言と手の温もりは、患者に安心感を与える。

(1) 手術室入室を怖がる患者の看護

　　　　　　　　　　──手を握る援助を行なって──

　筆者は、局所麻酔で手術を繰り返し受けたＡ氏を受け持った。Ａ氏は1カ月前に指の緊急手術を局所麻酔で受けた。手術の際、医師からの説明はあったが、手術に対する心の準備が充分できていなかった。また、局所麻酔であるため、手術室内の状況がわかり、「手術が怖い」と感じていた。Ａ氏は2度目の手術決定で「手術したくない」と、不安があった。

　筆者は手術中、頻回に声をかけて、不安を緩和するようにした。また、健側の手を握る援助を行なった。その結果、Ａ氏は手術終了時に、「手術は、やっぱり嫌いだが、手を握られて安心した」と言いながらほほ笑んだ。

　不安を抱えて手術室に入った患者に対して、手を握る援助は不安の緩和に効果があると言える。

(2) 不安のある老年期妄想性障害患者の看護

　　　　　　　　　　──心の支えとなる援助を行なって──

　筆者の病棟に、老年期妄想性障害のＡ氏が入院した。Ａ氏はオムツを使用

し、食事以外は全介助であった。部屋の前を通れば「看護婦さん」と、低い声で何度も呼んでいた。

1週間過ぎに、日常生活動作の拡大に向けて援助を行なう上で、A氏とゆっくり話す機会を持った。そして、訪室の機会を増やし、側^{そば}から離れる時は「すぐ近くの部屋にいますからね」と声をかけた。

その結果、何か心配事があると、筆者を呼び、話をするようになった。他のスタッフへも笑顔で会話することが増えた。

患者の不安に気づき、話を聴き、解決できることをすぐに行動するという援助は、患者に安心感を与え、心の支えとなるのである。

2. 診療情報の開示と看護記録

2003年5月に個人情報保護法が成立し、一部施行された。2003年9月に厚生労働省は「診療情報の提供等に関する指針」を、2004年12月に「医療・介護関係事業者における個人情報の適切な取り扱いのためのガイドライン」を公表した。個人情報保護法は2005年4月に全面施行された。この「保護法」と「指針」によれば、「患者が診療記録の開示を求めた場合は原則として、これに応じなければならない」となっている。

カルテや看護記録は、開示に相応しい記録が求められている。しかし、「恥ずかしくて見せられない」のが現状である。2003年に厚生労働省が行なった全国の病院アンケート調査によると「カルテの記載が不十分」「第三者に見せる配慮がない」の回答が半数を超えた。カルテや看護記録といった診療情報の記録のあり方は改善されなければならない。このためには、看護師の意識改革が必要である。

1) 看護記録の改善

改善される必要のある記録の一つに略語がある。

（1）英語の頭文字略語は、複数の意味があって不正確

筆者は、溢れている略語にアレルギーのような違和感を覚えている。アルファベットの頭文字だけの略語は、何通りもの意味が存在して不便である。日本人は、なぜ日本語を使わないのか。

それは、英語に対するコンプレックスか、あるいは略語を使うことが優秀（知的）であると錯覚（勘違い）しているからだと考えられる。

2005 年からカルテ開示が始まった。誰が読んでもわかる言葉で書くことを求められている。妙な錯覚やコンプレックスを捨てて、日本語に帰るという意識改革が必要である。

（注：例えば、BT には、body temperature（体温）、bed time（就寝時刻）、bleeding time（出血時間）、blood transfusion（輸血）、blood type（血液型）、balance test（平衡検査）、bladder tumor（膀胱腫瘍）、breast tumor（乳房腫瘍）、bowel tones（腸雑音）、brain tumor（脳腫瘍）の意味がある。体温の略語にドイツ語のＫＴ　körpertemperatur もある。BT を補足説明もなく使用したら、この看護記録は「なぞなぞ」のようなものである）

（2）略されたスペルを知らずに使っている

筆者は、患者の退院日が決まったら「ENT 予定」と看護記録に書いている。長年、ENT と記入してきたが、筆者自身、何の短縮語なのか、知らずに使ってきた。

看護部では意味が通じるが、他部署から「何のことですか」と質問されたことがあった。そのつど「退院のことです」と説明してきた。病院全体の人に意味のわからない略語は無意味である。

言葉の意味を理解した上で、病院全体で一人ひとりがわかって使えるように正しい略語を使用していく必要がある。

（注：ENT はドイツ語の entlassen（動詞形）エントラッセンと entlassung エントラスウング（名詞形）の略語である。動詞形では「退院（卒業、除隊）させる。解雇する。罷免する。免除する」、名詞形では「解雇、罷免、退院、退学」の意味である。「エントラッセン予定」は「退院させる予定」である。これは日

本に、医学がドイツから入ってきた名残である。医学用語は英語に変わりつつ
ある。英語では、discharge や leave が使われる。英語には発音の似た entrance
エントランスがある。玄関、入学、入学金、入学試験、入学者などの意味がある）

（3） 意識改革や見直しが必要

当病棟においては、スタッフの会話や申し送りで「体交、熱発」と言い
合っている。看護記録にもある。病棟師長から「患者さんは物ではありま
せん」と言われながら、こういう略語が使われている。これは悲しいこと
である。

スタッフの意識改革と看護記録の見直しを行なわなければならない。も
ちろん、正しいと思い使っている言葉に対しても、本当に正しいのか、意
味はきちんと通じるのかなど、意識して確かめる必要がある。

まず自分自身から、看護用語を抽出し意味の確認作業を始める。そうし
たら、スタッフにも根拠のある指導ができる。さらに、患者一人ひとりを
大事な人や家族として接する看護が実践できる。

（注：物扱いの用語かどうかの判断が難しい場合、自分が言われた時に、不快
に感じるかどうかを基準にして吟味する）

（4） 定期的な看護記録の評価

当病棟で、略語を改革するためには、定期的に看護記録を評価すること
が重要である。同じような状態でも、わかりやすく、その患者の状況が浮
かんでくる文章と、何となく違和感があるがこのようなことが言いたいの
だろうと読み手が判断しなければならない文章がある。

このような差をなくするためにも、定期的に別の人が文章を読み評価す
ることは大切である。略語はますます増えてきている。文章を評価するこ
とは、評価する側、される側のレベルアップになる。

(5) 「略語委員会」が検討している

以前は、看護記録に思いおもいの略語を使用していた。記録に時間がかかるため、少しでも早く記録を終わらせたいという思いもあった。また、一人が略語を使用すると、他の者には、それがとても知的に感じられるようである。

現在は、看護記録委員が定期的に、看護記録における不適切な表現や略語の使用について監査を実施している。また、正しい記録をするという視点から「略語委員会」が設置され、看護記録に使用可能な、病院で統一され、根拠に基づいた略語を検討中である。

看護記録は、患者への開示に向けて機能していく。そのために、誰に読まれても誤解を受けず、わかりやすい記録が求められる。

3. 苦手意識は克服できる

誰にでも文章力がある。この能力を引き出すのが教育の使命である。

1) 文章構成方法を習得すると書けるようになる

(1) 苦手意識が薄れた

筆者はずっと、文章を書くのが苦手だった。だから、今日の講義がどうなっていくのか朝から不安だった。ところが、講義が終了した今は、苦手意識が薄れている。大きな成果があった。

これまでは文章の構成ができず、「理由や考えが書けていない。内容がわからない」と添削されることが多かった。原稿用紙を前にすると、時間だけが経過していた。考えがまとまらないままに指定枚数を埋めることばかり考えていた。とにかく書けなかった。

しかし、今回の講義後の15分という短い時間でも、原稿用紙を埋められたのには驚きだった。これなら、苦手を克服できそうだ。

(2) 文章力が少しは自分にもある

今日一日で、文章の中身はどうあれ、6枚の原稿用紙に文字を書いた。時間内にどうやら書けたが自己評価は高い。前日、「あしたはどうなるのだろう」と不安だった。今朝も同じだった。

講師の説明で、書き方の基本が理解できた。筆者は、書くということを頭の中で「イヤな事。苦手な事」と思い込んでいた。しかし、「違う。文章力が少しは自分にもあるのだ」と気がついた。

講演が終わりに近づくと、抵抗がなくなっている自分がいた。これからは「書くことは、決して難しいことではない」と、自信を持って指導できる。

(3) 計算式に当てはめるように書く

まず結論を第1文に書くということを教わり、少し頭の思考が柔らかくなった。過去・現在・未来で書く。1章は3節で、1節は3段で、1段は3文で構成する。このように書いてみると、計算式に当てはめていくように書ける気がしてきた。

(4) 数学的な考えで書く

今回の「三分節」を聞いて、少し何となく自分の気持ちが楽になった気がする。国語的な考え方ではなく、数学的な考えで書き始めると、書けそうな気がする。講師の話を聞いて、やってみたいという意識に変わりつつある。

(5) 自由な発想で書く

起承転結で書くことが基本とされ、その基本から外れた文章は適切でないと教えられてきた。しかし、なかなかうまく起承転結で表現できず、文章を書くことに対し、苦手意識が強まっていた。

今回の講義では、起承転結にこだわらない発想で書いてもいいのだと知ることができた。今後の論文を書く時に少し肩の力を抜くことができる。自

由な表現方法によって、より良いものをつくることに有効な講義であった。

(6) 整理された考えができた

これまで、頭の中の考えを整理することは難しかった。今回の研修会では、まず、文字や文章に書き出した。それを整理して記憶に戻した。すると、整理された考えをすることができるようになった。

文章力は教育可能な能力である。文章力を獲得できたなら、看護記録に要する時間は短縮する。そうしたら、略語を使わなくても短時間で「これがあなたの看護記録です」と、自信を持って開示できる記録が書ける。2005 年 4 月から看護記録は「開示」が原則である。記録用語の改善と看護師の意識改革は喫緊（きっきん）の課題である。

FOOTSTEP

今までにない達成感

　今回、文章作成の基本を学び、筆者が苦手意識を持ち続けていたレポートに対する考えが、少し変わり始めた。なぜなら、苦手意識から、楽しさも加わったからだ。

　今までは、何をどう書こうか悩むばかりだった。また、書きたいことはあるがまとまりのない文章に嫌気が差していた。講義で三分節を知った。初めに結論を書き、その後、なぜそう思うかを書いた。意外にも言葉がパッと浮かび上がり、今までに経験したことのない鉛筆の滑りを感じた。「意外と書けるかも…」と、思った瞬間だった。

　講義を受ける前よりも、文章を楽しく書くことができたのである。これは、今までにない達成感である。自分の考えを言葉にして残したことによって、自分の考えを改めて見つめる機会となった。文章を書くのが楽しいと感じた。

（受講者の自己評価より）

4. 論文の例

アルコール依存症患者への教育方法の研究
——患者主体のアルコールリハビリプログラムを実践して——

はじめに

　本研究は、アルコールリハビリプログラムという集団療法を効果的に指導する方法を研究したものである。このプログラムでは、従来、テキストを使って看護師が一方的に講義する形式で行なわれていた。そのため、患者は、1時間の講義時間中に居眠りしたり退席したりする人が多かった。講義に続く1時間の「体験ミーティング」においても「何を話していいかわからない」と言う患者が多くいて、効果的な教育とは評価できなかった。筆者は看護専門学校で「教育学」を受講した。この講義は毎回50分講義40分レポートという形式で設計してあった。講師はこの授業形式を「学習者主体の学習方法」と称していた。そこで、筆者は、これを患者教育に取り入れて実践してみた。看護師の講義は20分ほどにして、患者は40分で体験を文章化した。すると患者たちの行動に変化があった。居眠りする人はいなくなり、積極的に質問するようになり、体験の文章化に真剣に取り組んだ。最終回の体験発表の時間には、酒害を与えていたことに気づき涙する姿も見られた。これらのことから、学習者主体の教育方法は、アルコール依存症患者のリハビリのための教育方法として役立つと言える。

Ⅰ. 問題

　筆者の勤務する病棟では、患者は、通常、アルコール離脱期の入院5日目からアルコールリハビリプログラムに参加する。その内容は、ミーティングなどの集団療法が主であるが、初期には、看護師がテキストを用いてアルコール依存症についての講義を行なう。しかし、昼食後の2時間の講義は、まだ充分に体力が回復していない患者や、そもそも自ら

をアルコール依存症と認めていない患者にとっては、退屈で眠く、苦痛な時間となっていた。テキストの内容は専門用語が頻繁に出てくる難しい内容のものだった。講義は、テキストを読んで看護師が補足するという形で進められていた。

　退院した患者に、講義についての感想を尋ねてみたところ「内容は殆ど覚えていない」という意見が複数あった。患者の入院初期と後期の思いは変化するが、今までの講義では、患者の内面をみることができなかった。貴重な治療導入の機会を逃していたと言える。

　講義の時期については、他のプログラムとの兼ね合いから変更が不可能だった。テキスト自体も見直す必要があると考えられるが、すぐに実行することは困難だった。「教育学」を受講して、筆者は、看護師主体の講義を患者主体の学習方法に改善することにした。

Ⅱ. 目標（仮説）

　看護師主体で進めていた講義を患者主体の学習方法に変更する。この学習方法は、次のような効果が期待される。患者の主体性、意欲、自尊心、積極性が向上する。患者は、入院初期の治療導入のために、アルコール依存症についての知識を深めることができる。また、患者自身が自己のアルコールの問題に気づき、アルコールのコントロール障害を受容することができる。このことによって、患者自身が治療の必要性に気づき、3カ月間を意味ある入院にすることができる。

　入院初期の思いを文章化することにより、患者は治療前後の心の変化を確かめることができる。看護師も患者の発言内容から患者の情報を収集し、患者の問題点を発見して看護介入の機会にすることができる。患者本人、看護師のみならず主治医やケースワーカーとも情報共有することで、入院初期の段階から問題に取り組むことができる。

Ⅲ. 問題解決の実際

1. 問題

リハビリプログラムの講義では、病棟で作ったテキストを使用する。テキストは、6章に分かれていて、①アルコール依存症とは（アルコール依存症を中心に嗜癖に関する説明、病気の成り立ち）、②アルコールによって起こる身体的問題(肝硬変から肝癌に移行し、全身に影響する)、③アルコールにより起こる家族への影響（アダルトチルドレン、親から子へ連鎖するアルコール依存症、共依存、妻や母親が陥るイネイブリング）、④治療に関して（抗酒剤、外来受診、自助グループへの参加)、⑤自助グループの説明（AA、MAC、断酒会)、⑥体験談（酒害体験談を語り続けることで、お酒に手を出さずに生きて行く）を毎週1回6週間かけて行なう。

これまでの講義方法は、看護師主体でテキストを読み合わせした後、看護師が補足説明し、患者からの質問があれば解答するといったように、一方的な講義が多くなっていた。毎週1回、6回の受講後に次のステップ（患者が輪になって酒害体験を語る）に移る。

しかし、いわゆる「やらされ学習」になりがちで、質問など患者の発言はほとんどなく、それどころか、居眠りする患者や途中退席の患者がみられた。体験談ミーティングに移っても「何を話していいかわからない」という患者が多かった。入院初期の大切な時期を無駄にしていたと言っても過言ではない。看護師主体の指導では、患者の主体性、意欲、自尊心、積極性などが育ちにくかった。

2. 実践

上司の許可を得て、「講義20分：レポート40分」の患者主体の講義を実践した。この場合、「教育学」テキストの第2章にある「看護師が患者に新知識を伝える場合に配慮すべき点は、三つである。「1) 患者の持つ既有知識と誤知識を確かめる。2) あからさまに否定せず、考え方を尊重する。3) 患者が自分で気づくように指導する」[1]。筆者は、「教

育学」の学習者主体の学習方法を取り入れ、アルコールリハビリプログラムでも以上の内容に注意しながら講義を進めた。看護師が行なう講義内容を患者自身がテーマに沿って考え、発表する時間を設けた。プログラムの最終章6章「酒害体験談」では、患者が文章化したものを発表した。

①酒歴に関して。酒との出会いから飲み方の変化。入院前はどのような飲み方だったか。自分で酒をやめようとしたか。異常な飲み方か。

②仕事に与えた影響。飲酒が原因と思われる仕事上のミス、飲酒運転、遅刻、欠勤、同僚との人間関係、退職など。

③家族に与えた影響。自分の役割はどうだったか。子どもや妻への影響。心配や悲しみを与えていなかったか。暴力、暴言はなかったか。

④人生について。酒のせいで思い描いていた人生がどう変わったか。両親にアルコールの問題はなかったか（アルコール依存症の連鎖）。

⑤その他。アルコールによる身体的影響など。

　補足を含めて40分程度の時間に、受講者が記入した。休憩を挟んで発表に移った。看護師が指名し、参加者が一人ずつ読んだ。

3. 結果

　学習者主体の学習方法を取り入れたら、以前と比べて、発表するという緊張感から居眠りする患者はいなくなった。積極的に質問するようになった。発表内容も講義を重ねる毎に自己の洞察が深まり、思いを言語化できるようになった。患者同士の絆が強まり、講義以外でも話をする場面が見られた。看護師も患者の問題点に気づき、看護介入の機会となった。

　第6章の酒害体験の文章化では、患者が真剣に自身の問題と向き合い、「気づきの機会となった」との意見があった。対人恐怖などの症状のある患者は、発表はできないが文章化の方法によって表現することができた。

　文章化によって複数の患者から共通点を見出せた。仕事の問題や健康面に関して記入しているにもかかわらず、家族に与えた影響の部分は「白

紙」または「妻に酒を止めろと言われた」「入院を勧められた」など自己を中心とした考えであることがわかった。この考えは患者の家族から入院時に聴取した話とは懸け離れており、家族に与えた酒害の部分が欠如していた。これはブラックアウト（アルコール性の健忘）によるものだけではなく、アルコール依存症者に特徴的な否認からくるものだと思われる。

IV. 考察

　講師は『看護学生のための教育学』の中で、「患者主体の看護の長所は、患者の自主性や、自己管理能力が高まることにある。隠れていた能力が引き出される。持っている能力が生かされる。やる気、意欲を生かすことができる」[2]と述べている。

　患者主体のアルコールリハビリプログラムを行なった結果、意欲を引き出すことと、患者の思いを見出すことができた。また、入院初期の治療導入として、アルコール依存症について知識を深める指導と、患者の理解できていない部分を知ることができた。患者の書いた文章から、入院初期の多くの患者に欠如している「家族へ与えた酒害に対する認識の低さ」を発見した。それは、個別性に合った看護介入の機会となった。

　『看護学生のためのレポート・論文の書き方』に「学問は、教えられて学ぶものではない。自ら「問うて」「学ぶ」ものである」[3]とあった。アルコールリハビリプログラムの中で、患者は自身に問い、そこから学ぶ。入院初期には家族への償いの言葉は出てこなくても、退院する頃になると、患者の心は変化し酒害を与えていたことに気づき涙する姿が多く見られた。

V. 結論

　患者主体のリハビリプログラムは、患者の主体性、意欲、自尊心、積極性の向上に役立つと言える。アルコール依存症の知識を深め、治療導

入の良い機会となった。患者の問題点を発見し、主治医や担当看護師、ケースワーカーに情報を伝えることにより、早期から問題に取り組むことができた。入院初期の患者の思いを知ることにより、介護介入しやすくなった。

　以前、看護師は、患者が何を感じ、何を思っているのかもわからないままに入院期間が過ぎていた。しかし、文章化することにより、患者がどれだけ理解できているかを知ることができた。対人恐怖などコミュニケーションに障害のある患者でも文章化することにより思いを伝えることができた。文書として残るので、患者は入院中や退院してからも自己の変化を目で見ることができる。

　多くの患者に、家族へ与えた酒害に関する否認がみられたことから、看護設計のヒントが得られた。家族との面談の場面で家族から思いを話してもらったり、手紙を書いてもらったりなどの機会にも繋げた。

まとめ

　講師の「教育学」を学び、筆者自身が一つひとつのレポートを書くたびに過去を振り返り分析した。自我形成史を振り返ったことで自分が見えたという体験をした。このことはアルコール依存症の治療と同じプロセスであることに気づき、プログラムの初期から取り入れると患者の回復のために有効であると思いついた。

　患者主体のアルコールリハビリプログラムを実施する中で、患者の内面を見つめることができた。また患者の心境の変化をみることができた。看護の視点が広がり、今後の指導の動機付けとなった。

［謝辞］

　講師の「教育学」を学び、自己を洞察する機会となりました。看護師である以上、教育する側になること、教育する者は円熟した人間に成長する必要があることを知りました。講師の講義は心を癒すものでした。講師の「教育学」で得た力をこれからの看護に生かしていきたいと思い

ます。最後に、講師に深く感謝いたします。

[引用文献]

1) 髙谷修『看護学生のための教育学』金芳堂 2013 p.17
2) 髙谷修『看護学生のための教育学』金芳堂 2013 p. 2
3) 髙谷修『看護学生のためのレポート・論文の書き方』金芳堂 2013 p.26

5. 記録を書く際の留意点

1) 避ける言葉

①看護師の感情を表す言葉を書かない。例；驚いた。よかった。

②主観的な言葉を書かない。例；思った。感じた。見える。

③差別語や偏見の言葉を使わない。例；ボケ。おし。びっこ。

　障害をもっている→障害がある（好きでもっているのではない）。

④患者を物扱いする言葉を使わない。例；患者を上げる。下げる。

⑤人格を否定的に評価する言葉を使わない。

　暗い人→静かな人。気難しい人→自分の考えを貫く人。

⑥決めつけの言葉を使わない。

　〜〜のはずである→〜〜の可能性がある。

⑦憶測を書かない。〜〜だろう。→（確認してから）〜〜である。

⑧期待を書かない。〜〜してもらいたい→〜〜が課題である。

2) 肯定的に書く

①〜〜を盗んだ　　→〜〜を承諾なく持っていった。

②〜〜ができない　→〜〜の介助を要する。

③理解が悪い　　　→ゆっくり考える。

④身体が不潔である→清潔に関して個性的な価値観を持っている。

⑤文句が多い　　　→意見がはっきりしている。

⑥態度がよくない　→自由に行動する。

⑦わがままである　→自分の考えだけで行動する。

3）客観的事実を書く

①患者の言った言葉や行為、状態を書く。「頭が痛いです」と言った。

②看護師が、言った言葉、行なった援助を書く。

③申し送られた時と処置後を比較して、患者の状態の変化を書く。

④必要なら看護師の判断（所見）を書く。

4）人間愛を実践する

　誰でも欠点や短所はある。否定的な内容だけを記述されたら、この患者は悪人のようになってしまう。だから、これらを書かない。良い点やできることを肯定的に書く。特に人物評価は肯定的に記述する。消極的である人は慎重な人である。「世の中には、九十九の良い点があっても、一つの欠点のために許されない人間がいる。逆に九十九の粗（あら）があっても、一つの美点のために許される人がいる」という言葉がある。見方によっては短所も長所となる。これが人間愛の実践である。

6. 「診療情報の提供等に関する指針」〈抜粋〉

（厚生労働省 2003 年；高谷による要約）

1．本指針の目的

1）診療情報に関して、医療従事者の役割と責任を明確にする。

2）患者が疾病と診療内容を十分に理解するために、医療従事者は診療情報を積極的に提供する。

3）医療従事者と患者が共同して疾病を克服する。

4）医療従事者と患者がより良い信頼関係を構築する。

3．診療情報の提供に関する一般原則

1）医療従事者は、患者が診療情報を理解しやすいように、懇切丁寧に提供する

ように努めなければならない。

2）診療情報の提供は、口頭説明、説明文書公布、診療記録の開示など、具体的に行わなければならない。

6. 診療中の診療情報の提供（医療従事者の責務）

2）医療従事者は、患者が「知らないでいたい希望」を表明した場合には、これを尊重しなければならない。

3）患者が未成年者等で判断能力がない場合には、診療中の診療情報の提供は、親権者に対してなされなければならない。

7. 診療記録の開示

1）診療記録の開示に関する原則

①医療従事者は、患者が診療記録の開示を求めた場合には、原則としてこれに応じなければならない。

引用文献

p. 4　註 1)『わかりやすいレポートの書き方』根津進 照林社 1996 p.50

　　　註 2)『逐条解説 子どもの権利条約』喜多明人 日本評論社 2009
　　　　　 p.50

p.10　註 3)『現代文の書き方』扇谷正造 講談社現代新書 1981 p.22

p.13　註 4)『フリー百科事典ウィキペディア』参照 http://www.weblio/
　　　　　 cont/IMRaD

p.33　註 5)『官報』2010 年 1 月 30 日　独立行政法人国立印刷局

p.35　註 6)『小学校学習指導要領』東京書籍 2008 p.166

　　　註 7)『中学校学習指導要領解説　国語編』東洋館出版社 p.115

　　　註 8)『高等学校学習指導要領解説』東洋館出版社 2006 p.58

p.36　註 9)『記者ハンドブック 新聞用字用語集』共同通信社 2010 p.20

p.39　註 10)『官報』1986 年 7 月 1 日　財務省印刷局

p.42　註 11)『官報』1981 年 10 月 1 日　財務省印刷局

p.48　註 12)『全人教育』「通信教育序説」玉川大学通信教育部 1980 参照

p.56　註 13)『児童の世紀』エレン・ケイ 小野寺訳 冨山房 1979 p.141

p.58　註 14) F・ナイチンゲール『看護覚え書』1860　現代社 2009 p.227

p.62　註 15)『看護覚え書』F・ナイチンゲール 現代社 1991 p.14-15

　　　註 16)『看護の基本となるもの』V・ヘンダーソン 日本看護協会出
　　　　　 版会 1983 p.11

p.62,63　註 17)『人間対人間の看護』J・トラベルビー 2003 p.3

p.63　註 18)『臨床で直面する倫理的諸問題』日本看護協会出版会 2004
　　　　　 p.124

p.64　註 19)『ペスタロッチ全集』第 7 巻「白鳥の歌」平凡社 1960 p.89

p.65　註 20)『母のための教育学』小原國芳 玉川大学出版部 1982 p.90

p.66　註 21)『看護研究への招待』緒方 昭 金芳堂 2002 p.51-56

p.77　註 22)『自由自在の研究論文』安西将也 日総研出版 2004 p.72

p.85　註 23)『差別語・婉曲語を知る英語辞典』リーズ 明石書店 1996 p.164

p.86　註 24)『It（それ）と呼ばれた子』ペルザー ソニー・マガジンズ 2003

p.97　註 25)『日本語の特質』金田一春彦 日本放送出版協会 1999 p.202

「服部四郎博士(東大の言語学の名誉教授)が、たくさんの言語を調べてみたが、日本語以外にこの区別があるものをまだ自分は知らない、と言っておられる」

p.101 註 26)『道徳形而上学原論』カント 岩波文庫 2001 p.101

註 27)『道徳形而上学原論』カント 岩波文庫 2001 p.104

註 28)『純粋理性批判』カント 岩波文庫 2001 p.844

註 29)『道徳形而上学原論』カント 岩波文庫 2001 p.105

p.102 註 30)『世界人権集』高木八尺 岩波文庫 1999 p.114

p.106 註 31)『我と汝・対話』ブーバー みすず書房 1999 p.9

p.107 註 32)『透明なる自己』ジュラード 誠信書房 1987 p.iii-vi

p.108 註 33) Joseph luft, Group Processes; An Introduction to Group Dynamics. Palo Alto, CA: National Press Books. 1963 p.10. Of Human Introduction.1969 もある。

p.110 註 34)『聖書』日本聖書協会 1969「旧約」p.913「新約」p.22-23

註 35)『美的教育』―西洋の教育思想 9―浜田正秀訳より要約 1982 p.25-27

p.113 註 36)『教育原理』鯵坂二夫 玉川大学通信教育部 1981 p.45-46

p.115 註 37)『愛のなりたち』H・F・ハーロウ ミネルヴァ書房 1978

p.116 註 38)『教育原理』鯵坂二夫 玉川大学通信教育部 1981 p.45-46

註 39)『筑摩世界文学大系』3「饗宴」プラトン 筑摩書房 1972

p.117 註 40)『教育原理』鯵坂二夫 玉川大学通信教育部 1981 p.48

p.118 註 41)『宗教哲学』波多野精一 岩波書店 1935 p.212-213

註 42)『聖書』日本聖書協会 1969「新約」p.167

註 43)『教育原理』鯵坂二夫 玉川大学通信教育部 1981 p.50

p.121 註 44)『医学英和大辞典』12 版 南山堂 2005 CASIO 電子辞書

142

p.124 註 45）『SST の進歩』SST 普及協会 創造出版 1998

p.147 註 46）『教育アンケート調査年鑑』創育社 2009

　　　 註 47）厚生労働省 2013

　　　 註 48）『週刊文春』文藝春秋 2014.6.12 pp.135-137

　　　 註 49）『デジタル・デメンチア―子どもの思考力を奪うデジタル認知障害』M. スピッツアー 講談社 2014

p.148 註 50）『京都新聞』2011.8.22

参考文献

『実践に生かす看護理論 19』　監修　城ケ端初子　医学芸術社　2005

『現象学的人間論』　パトリシア・ベナー他　医学書院　2005

『パースィ看護理論』　R・R・パースィ　医学書院　2004

『ワトソン 21 世紀の看護論』J・ワトソン 日本看護協会出版会 2005

『看護統計学への招待』　緒方　昭　金芳堂　2004

『看護学生のためのレポート・論文の書き方』改訂 4 版　髙谷修
　金芳堂　2009

『看護学生のための教育学』改訂 2 版　髙谷修　金芳堂　2007

『看護学生のための倫理学』改訂 2 版　髙谷修　金芳堂　2007

『看護学生の文章力を育てる』　髙谷修　金芳堂　2005

『看護学生のための自己学習ガイドブック』改訂 2 版　髙谷修　金芳堂
　2008

『ジョハリの窓理論　看護グループワークは楽しい、おもしろい』
　髙谷修　金芳堂　2014

p.55 の答え
　「パンを食べ牛乳を飲んだ」。「散歩をしてケーキを食べた」。「妹と二人で
お菓子を食べた」。「おやつを買いに患者さんと行った」。「昨日、姉と二人で
晩ご飯を食べた」。

おわりに

　本書は、看護学生用に執筆したテキストを看護師の文章力向上のために書き直したものである。筆者は 2005 年の夏に初めて看護師研修会に招かれて講義を行なった。その時に、看護師用のテキストを作ること、そのためレポート掲載を依頼したら、参加者から快諾をいただいた。今回の改訂では 2009 年の病院研修会参加者のレポートを加えた。どれも読者の参考となる良いものである。本書は講師と参加者の共なる作業によって生まれた読者の視点のある作品である。

　筆者はエリートではない。北海道の山奥の貧しい家で生まれ育った。山の小学校は分校で 3 学年複式、同級生は 3 人だった。教師は資格のない代用教員だった。中学・高校は 10 キロ離れた町の学校まで、夏は自転車で、冬は歩いて通った。だから学力は低かった。5 歳で発症した重症筋無力症が 20 歳過ぎに再発し、胸腺摘除手術を受けた。「人間とは何か」「どう生きればいいか」の答えを求めて、通信教育でレポートをたくさん書いて玉川大学と佛教大学を卒業した。キリスト教神学も研究した。小さな私立小学校で働いた。この体験から『看護学生のためのレポート・論文の書き方』を世に出した。これは 2001 年から、本書は 2006 年から愛読されている。さらに、これらのテキストをもっと読者の助けとなる良いものにしようと大学院を修了した。

　筆者の講義の半分はレポートを書く時間である。受講者に提出を求めて添削して返却する。こうすると受講者の文章力が育つ。だから、読者が本書を読んだだけで、文章力が伸びるかどうか筆者にはわからない。そこで、読者に次のことを勧める。まず、看護記録を三分節法で書き始める。必要なら本書を読み返して修正しつつ、自分のスタイルを作る。さらに、各章末にある「練習課題」に取り組む。レポートは著者宅へ送付すると添削を受けることができる。

筆者の講義方法を紹介する。研修会の講義は受講者参加型である。講義は1日6時間で「30分講義の後、30分でレポートを書く」を6回繰り返す。少人数であれば当日に添削ができるが、大勢のレポートは添削して後日に送付する。講義を聞いただけでは効果が少ない。実際に書いて、添削を受けると効果がある。講義は、説明する→聞く→書く→添削→返却というプロセスで、いたってシンプルである。道具は、テキスト、原稿用紙、鉛筆、消しゴム、辞典があれば充分である。

　講義は施設の都合によって、1日4時間設計の場合もある。この場合は、30分講義30分レポートを4回行なう。内容は、1、4、5、6章だけになるが、これでもテキストの基本的な考え方が習得できる。2011年の研修会に参加した受講者の感想を紹介する。

　「文章を書くことは苦手だった。本日、4時間の講義を受けて4枚のレポートを書いた。お陰で、苦手意識がやや薄れた。しかし、もっと練習が必要である。講義の中で一番印象に残ったことは、看護観の書き方が分かったことだった。これまで、普段の仕事の中で看護の仕事に奥深さを感じていたが、いざ文章に書くとなると、何をどう書いていいか分からなかった。ところが、5章の看護観の書き方に倣って書いたら、納得のいく看護観が書けた。「患者に寄り添う看護」という看護観が明確になったので、仕事において患者さんへの温かな思いとなって現れるだろうと考えている」。

　「今まで、レポートの書き方について指導やアドバイスを受けたことがありませんでした。講義を受けて、実際にこのように書けば自分の思いが相手に伝わりやすいことを理解できました。あとは、自分の考えを深めるように学習するとレポートの内容が分かりやすくなると思います。自分の考えを文章にすることが、まだまだ苦痛に感じますが、文章の構成の仕方を参考にしたら少しは書けるようになりました」。

　本書が日本の看護師130万人の文章力向上と、看護記録の改善に貢献できれば幸いである。

　筆者は、2011年（スマートフォン発売）以降、看護専門学校に入学してくる学生達に変化を感じていた。2016年には、第1章の課題「大きい目標と小さい目標」の論述が不合格となる学生が40人中24人（60％）にまで増えた。大きい目標は、15回の講義が終わるまでに到達する目標である。ところが、「良い看護記録が書ける。看護師になる」という目標を書く学生がいる。これらは15回の講義終了後に到達は不可能なので不合格である。

　看護学生用の「レポート・論文の書き方」の1章の課題には、説明文を書いてあるのだが、学生達は読解力が乏しくてわからないのだ。そこで、筆者は、模範解答文を配布してそれを手本として書くようにしてみた。それでも、40人中7人が不合格だった。

　読解力が乏しいのは、スマートフォンやその他のデジタルメディアの長時間使用によって、学習が困難になっているせいだ。ある調査によると、2005年時点で日本の高校生はヴィジュアルメディアで1日に5時間30分を費やしていた[註46)]。また、2013年には、インターネットに1日に5時間以上する高校生が20％いた[註47)]。2014年に公表された東北大学と仙台市教育委員会による中学生24,000人の調査の結果、スマホを1日に1時間以上使用する学生は、数学の成績が下がることが明らかになった。家庭学習を2時間以上しても、スマホを4時間以上使う学生は、家庭学習が30分でスマホ使用時間が1時間以内の学生よりも成績が低かった[註48)]。これは、スマホを長時間使うと学習記憶が消失することを表している。

　『デジタル・デメンチア──子どもの思考力を奪うデジタル認知障害』[註49)]の著者によれば、ドイツでもアメリカでも若者達は1日に7時間半デジタルメディアで費やしている。韓国の医者グループは、若者達の間で、記憶障害、注意障害、集中力障害、感情の皮相（表面）化、感情の鈍麻が増加していると発表している。日本の高校生達も同じく、長時間のデジタル使用により、学習記憶障害を起こしているに違いない。

脳研究者の黒川伊保子[註50]によれば「早寝・早起き・朝ご飯・運動・読書」の5つが幸せ脳を作り、4つのホルモンを分泌する。良質の睡眠を作るメラトニンは、睡眠中に海馬の短期記憶をその他の脳に長期記憶として保存する働きをする。早起きで網膜が朝日を浴びて作られるセロトニンは、抗鬱薬とも言える心の穏やかさを生み出す。朝ご飯は意欲や好奇心の源となるドーパミンを生み出し、静かな集中力を持続させるノルアドレナリンの分泌を促す。

2章以降、ほとんどの学生が1回で合格レポートを書くようになる。それは、不合格で放置すると最終評価点から1回あたり6点ずつ減点されるので、学生達が不合格になることへの危機感を抱いて事前学習（テキスト内容を理解できるまで何度も読み、レポートの下書き）をするからである。筆者は、1日に1時間以上スマホを使わないこと、事前学習と事後学習（返却レポートを読み返す）をすること、辞典・電子辞書を使ってレポートを書くよう指導している。

筆者は1948年生まれだが、それでも、5,000字論文登山のガイド役をしている。40人のレポートを添削するためには、1回目は5時間かかることがある。2回目以降は合格レポートが多いので1、2時間程度で済むようになる。ここに文章指導の希望がある。

レポートの添削についてのお問い合わせ、本書へのご意見などを下記までお寄せください。

〒606-0022　京都市左京区岩倉三宅町364　三宅ハイツ202号

髙谷　修

☎&FAX　075 - 712 - 5634

索 引 ──（──, は上記の単語を表す）

著者紹介 髙谷 修（たかや おさむ）

1948 年	北海道瀬棚郡北桧山町字赤秃で生まれる。
1953 年	5 歳；重症筋無力症発症。21 歳；同症再発。胸腺摘除術を受ける。
1998 年	京都保健衛生専門学校論理学講師
1999 年	京都府看護専修学校論理学教育学講師
2010 年	佛教大学大学院教育学研究科（通信教育）修了
主な著書	『看護学生のためのレポート・論文の書き方』金芳堂、『看護学生のための教育学』金芳堂、『看護学生のための倫理学』金芳堂、『看護学生のための自己学習ガイドブック』金芳堂、『教える技術がよくわかる高谷流看護教育方法』金芳堂、『「ジョハリの窓」理論 看護グループワークは楽しい、おもしろい』金芳堂

看護師に役立つレポート・論文の書き方

2006年 7 月 1 日	第 1 版第 1 刷
2009年 1 月15日	第 1 版第 4 刷
2009年12月10日	第 2 版第 1 刷
2011年 8 月10日	第 2 版第 3 刷
2012年12月 5 日	第 3 版第 1 刷
2015年11月 5 日	第 3 版第 5 刷
2016年 9 月30日	第 4 版第 1 刷 ©
2018年 5 月25日	第 4 版第 3 刷

著 者	髙谷 修	
発行者	宇山閑文	
発行所	株式会社金芳堂	
	〒 606-8425 京都市左京区鹿ヶ谷西寺ノ前町 34 番地	
	振替 01030-1-15605	
	電話 075-751-1111（代）	
	http://www.kinpodo-pub.co.jp/	
印刷・製本	創文堂印刷株式会社	

落丁・乱丁本は直接小社へお送りください. お取替え致します.

Printed in Japan

ISBN978-4-7653-1687-3